A Dieta Sin Ansiedad

Luis Carmona Martínez

Primera Edición Abril 2013
©Luis Carmona Martínez, 2013

Imagen de portada propiedad de:
©iStockphoto.com/ansonsaw

*"Nunca vayas por el camino
trazado por que conduce hacia donde
otros han ido ya"*.

Alexander Graham Bell

Agradecimientos

A mi madre por darme la motivación inicial para escribir este libro y apoyarme en esta tarea. A Ana, mi pareja, por su apoyo y colaboración en la corrección y revisión del libro. A mi amigo Diego, sin el cual mis conocimientos de la psicología y la terapia Gestalt no estarían presentes de la misma forma. A mis hermanos, mis primos, mi Abuela Pilar y al resto de mi familia, mis amigos, y Antolina, una persona muy especial que seguro estará muy contenta de verse aquí reflejada. A mi padre al que debo la fuerza en la vida, y también a uno al que a veces olvido, a mí mismo, por tener siempre la valentía y la fuerza de buscar más allá del camino conocido.

Con cariño

Luis

ÍNDICE

Introducción

*"Toda dificultad eludida
se convertirá más tarde en un
fantasma que perturbará
nuestro reposo"*

Frederic Chopin

Casi cada tres segundos en España una persona hombre o mujer se pone a dieta, es decir un 20% de la población española según los datos de la AESAN[1] (Agencia Española de Seguridad Alimentaria y Nutrición). Lo que nos da indicios de la fuerte preocupación social que existe por mantenerse en forma, sano y saludable. Sin embargo, un alto porcentaje de las personas que se ponen a dieta, fallan en su propio objetivo de adelgazamiento ya sea por el efecto rebote o bien por problemas de ansiedad. Aunque los nutricionistas actuales tienen bien claro que la clave para adelgazar es una dieta equilibrada junto con una dosis adecuada de ejercicio, la mayoría de ellos pasan por alto el uso emocional que le damos a la comida.

---

[1] AESAN es un organismo dependiente del Ministerio de Sanidad español que tiene el objeto de promover la salud alimentaria y la prevención de la obesidad en los ciudadanos.

A lo largo de la vida muchas personas llegan a poner en práctica muchas y muy variadas dietas: la dieta Dukan, la de la zanahoria, la del sirope, la de la alcachofa, etc. Pero la mayoría de ellos fallan muchas veces en la propia ejecución de las mismas, no porque no sea adecuada para ellos sino porque están todavía demasiado enganchados a sus **hábitos** de alimentación. Para algunos, el problema es que   no son capaces de continuar un plan de adelgazamiento continuadamente en el tiempo, mientras que para otros, el problema sobreviene más tarde cuando se encuentran con que los malos hábitos que produjeron esos kilos de más resurgen y vuelven a acelerar la ganancia de grasa corporal. Y es precisamente de lo que vamos a tratar en este libro: tenemos que **aprender a generar nuevos hábitos** y dejar la palabra dieta a un lado y para ello necesitamos recuperar y/o **desarrollar nuestra capacidad de control** sobre lo que comemos. Mucho se ha escrito en cuanto a las normas, los mejores alimentos, la cantidad de ejercicio necesario o la dieta ideal para adelgazar pero muy poco en cuanto como conseguir cambiar nuestra relación de dependencia con la comida y nuestros propios hábitos de alimentación. Numerosas empresas farmacéuticas sacan provecho de esta circunstancia, pero no esperen que les recomiende unas pastillas o una nueva droga para combatir la ansiedad, todo lo contrario, lo que pretendo es ofrecerles un método para paliar nuestra relación de dependencia con la comida y mejorar nuestro control emocional sobre ella. Porque si lo conseguimos, obtendremos un resultado mucho más duradero en el tiempo, y conseguiremos mejorar nuestro bienestar físico y mental.

Aunque existe cierta controversia respecto si la ansiedad es una causa del sobrepeso o la obesidad, varias investigaciones han obtenido resultados concluyentes a este respecto. Por otro lado, desde la perspectiva psiquiátrica existen al menos dos casos de trastornos alimenticios, donde la *ansiedad por comer* juega un papel nuclear. Estamos hablando de la Bulimia y la Anorexia, que por supuesto no son el objeto de este libro, en cuyo caso deberían seguir una terapia adecuada por un profesional. Sin embargo, estas enfermedades afectan a casi el 2% de la población mundial y esto en España supondría aproximadamente un millón de personas. Mientras los anoréxicos comen porciones cada vez más pequeñas llegando a niveles peligrosos de malnutrición, los bulímicos, comen enormes cantidades de comida en un espacio de tiempo muy corto, para luego extraerla provocando el vómito. Todos estos son comportamientos extremos, pero nos ayudan a entender hasta qué punto los trastornos alimenticios están presentes en nuestra sociedad.

A lo largo del libro iremos marcando ciertas

palabras o frases en negrita para que les presten especial atención ya que serán tratadas en profundidad más adelante. Además incorporaré un símbolo como el siguiente cuando me gustaría que hiciesen una especial reflexión.

La lectura no es solo asimilar información, con este libro les propongo una nueva manera de verse a uno mismo y me gustaría que al igual que con cualquier nueva herramienta practicaran con ella antes de empezar a construir algo nuevo.

Por último me gustaría aclarar que este método no es una dieta restrictiva de alimentación, a la que no pretende ponerse en contra. *Se trata de un método para poder decidir y definir libremente y sin ser presa de las emociones, que es aquello que realmente queremos comer en cada momento.* Dicha esta explicación me gustaría que reflexionasen sobre su propia capacidad para poder decir no a ciertas comidas o hábitos alimenticios. Porque si la respuesta es que a veces pierden el control: entonces quizás este sea su libro. Si no es así, entonces quizás su problema sea otro, en cuyo caso este libro probablemente no sea para usted.

Es cierto que existen casos de personas con amplios problemas morfológicos o genéticos, los cuáles por supuesto tampoco quedarían incluidos en este libro. Sin embargo, también muchas personas entre las que me incluyo, tenemos problemas al seguir un plan estricto de adelgazamiento y por tanto es fundamental aprender a mejorar nuestro autocontrol emocional sobre la comida.

Ahora que ya nos hemos puesto de acuerdo en lo esencial, me gustaría contarles un poco de mi experiencia personal. Para empezar me gustaría aclarar que no soy nutricionista, ni licenciado en medicina, pero si he padecido **largos e intensos periodos de ansiedad** por la comida a lo largo de mi vida. Además he perdido unos cuantos kilos de sobrepeso en dos ocasiones. En la primera, cuando era más joven, gracias a desarrollar una enorme fuerza de voluntad, perdí más de 12kgr, los mismos que perdí esta segunda vez. Sin embargo, la diferencia entre estas dos situaciones, no solo eran catorce años de diferencia. La última vez que me enfrenté al sobrepeso, me encontré con unos niveles de ansiedad tan extremos, que no era capaz de contener ni dominar. Mi sensación era, *-¡he perdido el control, esta situación me supera, ya no sé qué hacer!* Por más que yo me esforzara, o incluso mis amigos o familia intentaran motivarme o presionarme psicológicamente de mil formas, **nada de esto funcionaba**. Me sentía completamente desamparado y superado por los problemas, que no era capaz de solventar. Me encontraba con unos niveles de insatisfacción personal, estrés y depresión tan elevados, que solo el hecho de tener que adelgazar y por tanto hacer más esfuerzos convertía la tarea en más complicada y difícil. La fuerza de voluntad demostró no ser suficiente, y este el motivo de mi libro. El método que desarrollé durante estos últimos meses, me permitió superar la ansiedad de una manera muy sencilla y en un plazo de tiempo muy corto. Es por esto, que después de mi experiencia he decidido escribir este libro. Espero que sea de ayuda a todas esas personas que algún día han sufrido esta pena o que la estén sufriendo en este momento. A todos ellos, les dedico este libro con mi más sentido afecto, espero que mi método mejore considerablemente su vida.

A lo largo del libro, se encontrarán con una mezcla de mi propia visión personal junto con estudios científicos que justifican mis conclusiones.

En la primera parte, se les propone una exploración de su propia experiencia con la comida, sus hábitos, sus sensaciones, sus emociones y pensamientos con ella.

A continuación se encontrarán con las bases del método que serán fundamentales para que puedan entender los siguientes capítulos.

La tercera parte, engloba una importante introducción antes del desarrollo del método, donde verán como yo enfrentaba las dietas con la ansiedad.

La cuarta parte, es el método en sí, que como verán es un procedimiento muy sencillo de aplicar pero que necesita de la comprensión total de las bases y su pequeño trabajo personal a través de esta lectura.

Finalmente les ofrezco un recopilatorio de otros recursos complementarios que no forman parte de mi método, pero que son importantes tener en cuenta para ayudarles a controlar la ansiedad, así como a adelgazar. Que me perdonen aquí los nutricionistas, intentaré ceñirme los más estrictamente posible a estudios contrastados.

Por último comentar que yo les ofrezco mi propia experiencia pero puede que no se ajuste exactamente a su situación personal. Si de todos modos, después de intentarlo se atascan les animo a que comenten su caso en mi página web. Intentaré responderles y ayudarles en la medida de lo posible.

Luis Carmona Martínez
www.comerconansiedad.com

Comer con Ansiedad

"La alegría de ver y entender es el más perfecto don de la naturaleza".

Albert Einstein

Empezaremos este capítulo mirando el acto de comer desde una perspectiva completamente distinta a como lo habías estado haciendo hasta ahora. Para ello, haremos una visión de 360º sobre todos los estímulos que inciden en el acto de comer. Más adelante, recurriremos a algunos estudios clínicos donde se describe algunos de los rasgos más característicos del perfil del obeso en las sociedades modernas. Aunque existe cierta controversia sobre dichos estudios es bueno tenerlos en cuenta. En el siguiente apartado, veremos algunas investigaciones donde se muestran las características que definen a la comida como una adicción. Con esto, quedará demostrado como algunos alimentos pueden tener características adictivas similares al alcohol o el tabaco. Finalmente, te hablaré de lo que algunos médicos denominan el adicto a la comida.

Una experiencia multisensorial.

Ya sé que muchas personas deberán estar pensando que hace ese dibujo ahí, pero no podemos comenzar el camino sin antes poder identificar adecuadamente el problema. Ese dibujo es fundamental para que entendamos lo que nos pasa, y nos va a ayudar a entender perfectamente la diferencia entre comer por ansiedad y comer por necesidad.

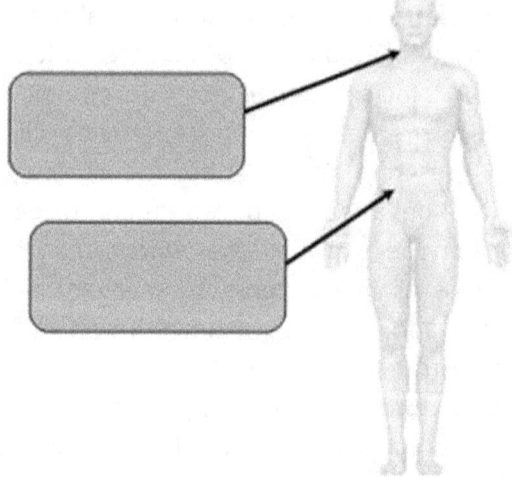

Cuando comemos por ansiedad, nuestra concentración consciente no se centra en nuestro estómago, sino en nuestra boca y todo lo que subyace en nuestra mandíbula. Fíjate que he resaltado en el dibujo dos partes clave muy diferentes entre sí.

Cuando hablamos de ansiedad por comer, solemos entenderlo como unas ganas de comer descontroladas que sobrevienen a un momento de estrés intenso. Pero también existen personas con hábitos alimenticios ansiosos, consecuencia de estados continuos de malestar o negatividad. En este último caso, no es necesario que la circunstancia estresante se repita, ya que es la propia actitud de la persona que le lleva a vivir en un estado continuo de ansiedad y malestar. Pero lo que sí es cierto, es que ambos están buscando generar sensaciones placenteras en su boca.

Como dije al principio, no vamos a poder resolver el problema, sin que antes podamos comprender un poco como funciona. Por esta razón, es muy importante entender que aunque hablemos de comer como un acto solo, en realidad se trata de **una experiencia multisensorial.** Esto es así, porque requiere de varios sentidos, pensamientos y la puesta en marcha de procesos biológicos.

- **La anticipación mental** de lo que vamos a comer: nos ayuda a poder decidir lo que queremos comer.

- **El contacto visual** que tenemos con los alimentos: hace que nos inclinemos por comer alimentos que nos resultan atractivos visualmente. Esto es algo que las empresas de alimentación y restauración han sabido sacar partido.

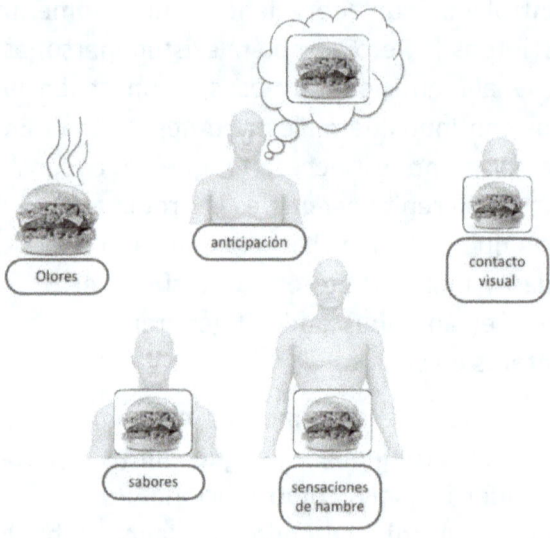

- **Los olores**: al igual que el contacto visual son parte de la información que ayuda a nuestro cerebro a poder identificar los alimentos, y también te incitan a comer. De hecho, algunas empresas de restauración sacan provecho de esto poniendo salidas de humo en la misma calle y así poder atraer a sus clientes. Es parte de las técnicas de marketing de muchas grandes empresas.

- **Las sensaciones de hambre**, los **retortijones** en el estómago y las **sensaciones de vacío**, son también signos que intervienen en el proceso del comer. Que evidentemente se reactivan por procesos biológicos en nuestro organismo.

- **La masticación**, aunque es un proceso casi automático, requiere de nuestra atención consciente, y por tanto nos sirve para mantener nuestra mente ocupada de aquello que nos preocupa.

- **Los sabores** y las **sensaciones sensoriales de los alimentos** en la boca, lengua, garganta, estómago etc. son también información para nuestro cerebro. Pero además, ocupan parte de nuestra atención y son también una distracción para nuestra mente.

- En algunos casos también incurren **emociones inconscientes:** como darse un placer, que también puede ayudarnos a calmarnos.

Lo que trato de hacerte entender, es que el proceso de comer, es una experiencia suficientemente intensa y diversa para poder mantener tu mente distraída y relajada. Numerosos estudios de nutrición han investigado las propiedades de los alimentos y las consecuencias biológicas para el organismo. De este modo, se ha demostrado como el azúcar nos ayuda a generar sensaciones de placer. Por otro lado, la ingesta de carbohidratos ayuda a segregar serotonina en el cerebro, una substancia que ha sido comprobada como un causante de sensaciones de placer. Pero las personas ansiosas experimentan algo más allá de todo esto. El acto de comer en sí, no solo tiene consecuencias biológicas sino que también psicológicas. Cuando comemos, requerimos de nuestra atención consciente y por tanto nos ayuda a distraernos de aquello que nos preocupa o nos molesta.

La próxima vez que vayas a comer estaría bien que retomases estas notas, para **tomar consciencia** de estos procesos y especialmente cuando comes con ansiedad. No pases por alto esta sugerencia te ayudará más adelante cuando te explique el método.

Por esto el primer paso del método es: "tomar consciencia de nuestra relación con la comida".

∽

Cuando estamos ansiosos, nosotros los dependientes de la comida, buscamos ese conjunto de experiencias que llamamos comer para poder relajarnos. Es lo mismo que hacemos cuando estamos aburridos y queremos buscar una película o un plan que nos entretenga y nos mantenga ocupados.

El perfil del obeso.

Diversos investigadores en el campo de la psicología nos han proporcionado otras conclusiones muy interesantes. Charles Ferster, un reconocido sicólogo conductista de los Estados Unidos, desarrolló a lo largo de los años 80 estudios clínicos donde describía los comportamientos que mejor representan a la persona obesa. Es cierto, que algunos otros estudios ofrecen resultados contradictorios respecto al perfil que describió Ferster, pero estas conclusiones no dejan de ser sorprendentes. Estas fueron algunas de sus observaciones, respecto a las personas obesas:

- comen más rápido.
- en mayor cantidad.
- más frecuentemente que una persona normal,
- comen sin masticar,
- engullen rápidamente,
- con intervalos entre bocados muy cortos,
- no siguen un horario estricto de comida y comen en una amplia variedad de situaciones.
- comen mientras haya comida en el plato y no pueden parar hasta que se termina.

¿Te reconoces en estos patrones?

∞

Otros investigadores, como Jeffrey en 1981 observaron cómo los individuos obesos con frecuencia manejan sus sentimientos comiendo en exceso. Mientras que por otro lado las personas con peso normal reaccionan de maneras que no implican comer. Hudson y Williams en 1981, se encontraron con que los sujetos con sobrepeso, tienen una tendencia a comer **cuando están aburridos o deprimidos** en comparación con otros individuos no obesos.

Sin embargo, en este libro, me gustaría que hiciéramos hincapié en nuestra percepción del proceso de comer. Está bien que puedan reconocer parte de sus comportamientos externos, pero para poder resolver el problema tenemos que recurrir a nuestro interior. ¿Recuerdan cuando les puse el símbolo de reflexión y les relataba que el comer es una experiencia multisensorial? Puede haber muchas teorías científicas de por qué ciertos nutrientes como el azúcar nos hacen sentir bien, pero lo más importante es que nosotros nos demos cuenta de **cuál es la reacción de nuestro cuerpo.**

Y bien, ¿de qué nos han servido todas estas conclusiones? De los anteriores estudios que les comentaba podemos tener claro al menos dos cosas importantes, que iremos tratando más adelante.

- En primer lugar las personas obsesas comen de un modo distinto a los demás: comen más rápido, y con intervalos entre bocados muy cortos. Este será uno de los aspectos que iremos a tratar en el método.

- En segundo lugar recurren a la comida como un paliativo de sus dolencias emocionales, depresiones o aburrimiento.

¿Es la comida una droga?

Estudios clínicos realizados por el investigador Gene-Jack Wang procedente del Brookhaven National Laboratory[2] de los Estados Unidos, pudieron comprobar cierta relación entre las consecuencias biológicas de los alimentos y las drogas. Para realizar este estudio, se juntó a un grupo de individuos a los que se les presentaron sus comidas favoritas delante y se tomaron registros de su actividad cerebral. Los escáneres cerebrales demostraron como ciertos alimentos estimulan áreas del cerebro relacionados con las adicciones y las drogas. De hecho, estas áreas quedaban más intensamente marcadas en los individuos que decían tener más hambre, en comparación con los demás.

Para Mark Gold[3] jefe médico de adicciones en el McKnight Brain Institute de la Universidad de Florida, la comida se puede comportar como una

[2] La BrookHaven National Laboratory es un centro de investigación financiado por el U.S. Department of Energy, cuenta con más de tres mil científicos en múltiples campos. Sus investigaciones son punteras en muchos campos de la ciencia. Algunos de los descubrimientos realizados en el laboratorio han ganado seis premios nobel.

[3] Información extraída del artículo "What is Food Adiction" del Food Adiction Summit 2009 celebrado en los Estados Unidos durante el año 2009.

droga. Para afirmar esto se basa en lo siguiente:

- Es muy común que las personas coman más de lo que habían planeado.

- Las dietas fallidas y los intentos infructuosos de controlar lo que se come.

- Los sentimientos de culpa y enfado por haber comido en exceso

El Dr. Serge Ahmed[4], un investigador francés, han concluido que: *"la sobre estimulación de los receptores cerebrales a través de dietas ricas en azúcares, como aquellas que encontramos en las sociedades modernas, puede generar una señal placentera más grande de lo normal, lo cual potencialmente puede invalidar nuestros sistemas de autocontrol y conducir a una adicción por la comida."*

Sería bueno empezar a entender, que no utilizas la comida únicamente para alimentarte de nutrientes.

Del mismo modo que el drogodependiente usa las venas para introducir la droga en su cuerpo, nosotros los ansiosos por comer, utilizamos nuestro paladar para producirnos ese conjunto de sensaciones relajantes o estimulantes.

---

[4] Información extraída del artículo "What is Food Adiction" del Food Adiction Summit 2009 celebrado en los Estados Unidos durante el año 2009.

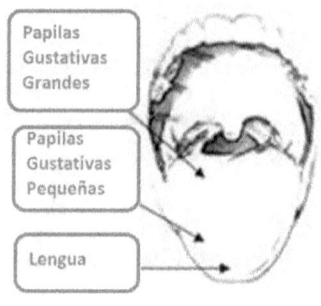

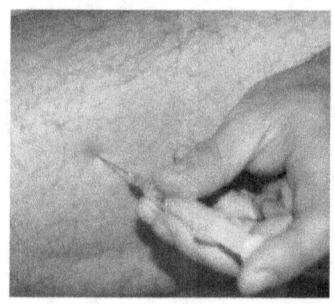

La comida llena de grasas y azúcares juega en nuestro estómago un efecto calmante, del mismo modo que la droga genera sensaciones satisfactorias para los drogodependientes. De hecho, como ya comenté anteriormente, existen estudios clínicos que demuestran el uso de la comida cuando se está aburrido o deprimido (Jeffrey 1981).

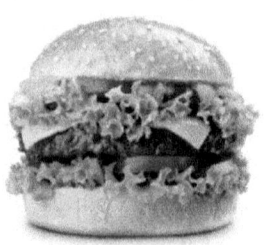

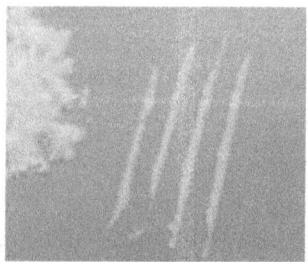

Nuestro tenedor, nuestra cuchara, nuestro cuchillo, no son más que meros instrumentos como lo es la jeringuilla para un drogodependiente.

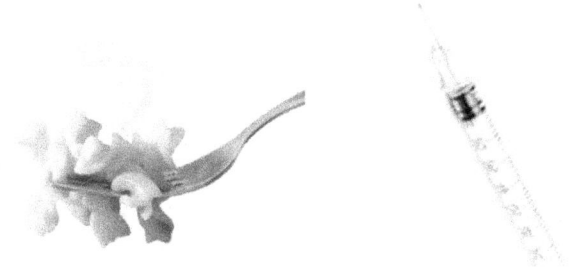

No hay ninguna diferencia entre el de la izquierda y el de la derecha.

La comida nos alimenta, pero en exceso puede tener consecuencias muy negativas para nuestra salud. Pero no te voy a convencer de esto en este libro, porque creo que ya estás bastante concienciado. Si todavía tienes dudas de tu dependencia con la comida, te propongo el siguiente ejercicio.

Imagínate que tuvieras una tubería en tu estómago y que pudieses evacuar todo lo que ingieres por tu boca. Podrías continuar comiendo casi indefinidamente, sin preocuparte por engordar o seguir hábitos alimenticios poco saludables. Ante esta situación ¿Seguirías comiendo para darte placer?

El Adicto a la comida.

Kay Shepard, un pionero en el tratamiento de las adicciones a la comida, considera que un adicto a la comida **en un estado avanzado de su adicción** tiene que poder decir si a todas y cada una de las siguientes afirmaciones[5].

1. A medida que pasa el tiempo, necesita ingerir más comida para obtener la misma sensación de bienestar.

2. Aparecen síntomas de abstinencia cuando deja de ingerir la substancia y siente la necesidad de volver a comer para evitar dichos síntomas.

3. Come más de lo que había planificado y tiende a perder el control.

4. Ha intentado repetidas veces desengancharse sin éxito.

5. Dedica gran parte de su tiempo a conseguir la comida, hablar de ella y recuperarse de sus efectos.

---

[5] Información extraída del libro "From the First Bite", de Kay Sheppard y del artículo "What is Food Adiction" del Food Adiction Summit 2009 celebrado en los Estados Unidos durante el año 2009.

6. Ha disminuido sus actividades sociales, laborales o de ocio solo con el fin de poder comer más.

7. El uso de la comida es continuo a pesar de los problemas sicológicos o físicos originados por ella.

Esta es, al menos, la descripción de una persona en un estado avanzado de adicción. Puede que en tu caso no se presenten todos estos síntomas, pero lo que si has de tener claro, es que este libro debería ayudarte a mejorar el autocontrol sobre lo que comes y a mantener tu dieta sana y saludable.

Conclusiones de la Primera Parte.

- El proceso de comer es una experiencia multisensorial.

- Las personas obesas comen de un modo distinto a las personas no obesas.

- Las personas obesas comen más rápido y en intervalos de tiempo más cortos, engullen y no mastican.

- Las personas obesas comen para compensar sus emociones, cuando están aburridas o deprimidas.

- El primer paso, para poder resolver tu problema de ansiedad por comer es tomar consciencia de tu relación de dependencia con la comida.

- Comer con ansiedad puede ser visto de igual modo a cualquier otra dependencia o drogadicción

Bases del método

"La historia tiene que repetirse, porque la primera vez le prestamos muy poca atención".

Blackie Sherrod

Ahora que ya hemos definido el problema y entendido que el proceso de comer en si es mucho más complejo de lo que nos imaginábamos, es el momento, de que nos pongamos manos a la obra para intentar solucionarlo.

A lo largo de las siguientes páginas, te iré mostrando aquellos temas que resultaron imprescindibles para poder resolver mi problema de ansiedad con la comida. Espero que a ti también te sirvan de ayuda. Se trata de una serie de fundamentos básicos que he ido aprendiendo a lo largo de los años y que en su conjunto conforman las bases de mi método de control de la ansiedad por comer. Son lectura obligatoria y necesaria para poder aplicar el método con éxito. Estos fundamentos básicos se resumen en tres Leyes que de algún modo rigen el comportamiento, la consciencia y el pensamiento humano.

La Ley del Equilibrio.

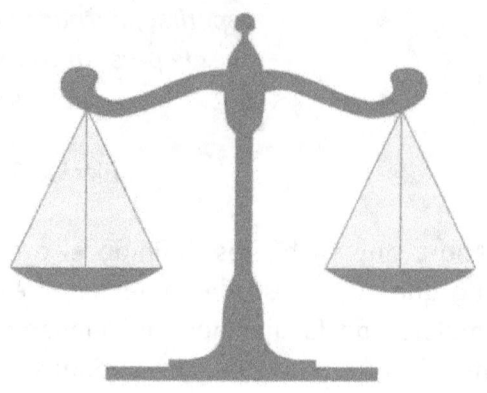

Esta Ley es la base de mi teoría de adelgazamiento y control de la ansiedad, y creo que puede ser la clave para poder ayudar a muchas personas a resolver sus problemas. La verdad, puede que te parecerá evidente y absurda, pero tiene un enorme valor a pesar de su sencillez.

La Ley del Equilibrio nos dice lo siguiente...

*"El ser humano siempre tiende al Equilibrio, es decir, **nuestra predisposición natural es encontrar un Equilibrio, o bien si ya lo tenemos o nos encontramos en él, tratar de preservarlo"**.*

Este conocimiento ha sido una consecuencia de la observación de mis propios comportamientos, la manera en que tomo decisiones y me muevo en el mundo. El interés de esta ley, lo encontrarás más adelante, cuando la usemos para explicar cómo enfrentar la ansiedad cuando se está a dieta. Pero por ahora, me gustaría que te tomaras tu tiempo para verla con más detenimiento. Y así, nos demos tiempo, tú y yo, para ver si hablamos el mismo lenguaje y nos vamos entendiendo el uno al otro.

La ley del Equilibrio la podemos observar en nuestra vida a lo largo de muchas circunstancias, y aunque no necesariamente te des cuenta, probablemente esté ahora presente en tu realidad. A lo largo de la vida, nos encontramos con circunstancias que nos causan dolor o nos hacen sufrir de algún modo: nuestros padres, familia, hermanos, compañeros de trabajo, parejas etc. Y a medida que estas circunstancias dolorosas van apareciendo en nuestra vida aprendemos a desarrollar ciertos roles para **compensar** aquello que nos duele, nos molesta o nos da miedo o simplemente nos falta. Así por ejemplo, la ambición por el trabajo o bien por el dinero suple muchas veces una falta de afecto. Si somos capaces de comprender este mecanismo, entonces podremos empezar a resolver nuestro problema de ansiedad por la comida. Me gustaría que te quedaras con una palabra muy importante, que he resaltado en negrita: compensar.

Te voy a poner otro ejemplo para que lo entiendas mejor, por si todavía no ha quedado suficientemente claro. Si alguna vez has visto una pelea de niños, quizás hayas podido observar la cara de tristeza de alguno mientras se lamentaba diciendo- *¡huy!, me ha insultado, soy malo, no me quiere.* En algunos casos, este mismo niño cargado de tristeza y negatividad acaba copiando el mismo comportamiento que el del agresor. Pero, ¿qué le lleva al niño a copiar un comportamiento así? La mayoría de las veces se trata de copiar simplemente lo aprendido y buscar un lugar de aceptación en el grupo. Pero si miramos en el fondo de su subconsciente de algún modo está poniendo en práctica el *"si yo te insulto a ti, tú también serás malo/inferior a mí"* y por tanto *"los dos somos iguales o yo también soy superior a ti".* Es decir, de algún modo irracional, está buscando un equilibrio en su interior. Estúpido ¿verdad?, pero este tipo de comportamiento también lo encontramos en los adultos, cuando encarecidamente entran en una fuerte discusión y dan rienda suelta a su ser emocional y la competición.

Veamos un ejemplo más. Una persona adulta con problemas de alcoholismo que acaba necesitando recurrir a un centro de tratamiento de adicciones. La bebida, para muchas personas, acaba siendo no solo un refugio de sus penas sino que también sirve como forma de socialización. Esto, es algo que Alcohólicos Anónimos[6] ha sabido entender muy bien y es gran parte del éxito de su método. Además ayudan a las personas a **cambiar sus hábitos** y **no a negar sus impulsos.** De este modo, ayudan a generar los mismos beneficios de socialización que obtenían cuando estaban alcohólicos, pero de una manera más saludable. Las charlas grupales, les sirven para transmitir sus penas, preocupaciones y entablar relaciones. Es decir, el alcohólico cambia su hábito de beber   por socializarse y conseguir   el apoyo psicológico del grupo.

Volvamos ahora al ejemplo del niño. En los gráficos de la página siguiente se muestra claramente ese conjunto de ideas contrapuestas, que para la mente del niño genera el equilibrio.

---

[6] Pueden consultar más información sobre Alcohólicos Anónimos en el libro "El Poder de los Hábitos" de Charles Duhigg, además en las referencias encontraran otros documentos   sobre la temática.

Si alguien me insulta y me siento inferior, me encuentro en desequilibrio.

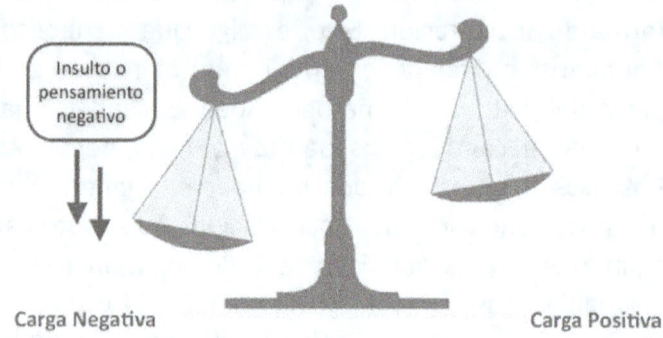

Pero si yo lo insulto a él, equilibro la balanza a mi favor y me encuentro en equilibrio.

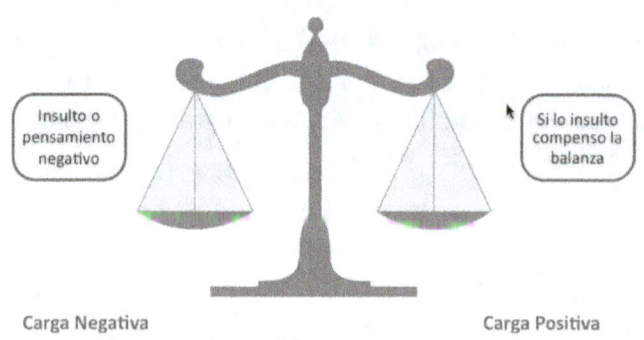

Por supuesto, nadie piensa esto conscientemente mientras lo hace. Pero, es importante que tomemos consciencia del trasfondo que hay detrás de este tipo de comportamientos. En el fondo de su subconsciente está intentando compensar sus emociones negativas asumiendo el mismo rol que el agresor. Te pongo de nuevo la Ley del Equilibrio para que la tengas bien presente.

*"El ser humano siempre tiende al Equilibrio, **es decir, nuestra predisposición natural es encontrar un Equilibrio, o bien si ya lo tenemos o nos encontramos en él, tratar de preservarlo"***

∞

Sin embargo, ahora me gustaría que tomáramos consciencia de otro factor importante. Este tipo de equilibrios que te he mencionado, tanto para el caso del niño o bien el del alcohólico cuando da rienda suelta a su adicción, son equilibrios muy inestables. La probabilidad de que alguien te insulte o bien te diga algo que te hago daño, es bastante alta en una vida media de 80 años, y ya no digamos que consecuencias negativas puede tener para tu vida el dejarte llevar por el alcohol. A estos tipos de equilibrios, no los llamo equilibrios en sí, sino pseudo-equilibrios, es decir, equilibrios que no llegan a producir un equilibrio sano y sostenible y nos causan un dolor con el mundo que nos rodea.

Para que reflexiones sobre esto último, te dejo el siguiente texto que escribí no hace mucho tiempo a una amiga.

Se trata de una metáfora del yo, la personalidad, y el sistema solar.

La personalidad, el yo, es similar al sistema solar. En el centro del sistema se encuentra el Sol que representa nuestro yo. Mientras que los planetas, aquello que te rodea, representa aquellas personas o cosas importantes en tu vida: tu familia, hermanos, pareja, amigos, tu trabajo etc. El problema aparece cuando cosas que deberían de estar en el centro del sistema, como el valor personal o la autoestima, las ponemos en los planetas y por ende causamos un desequilibrio. El paso final es darse cuenta de que no estamos rodeados de planetas sino de Estrellas.

La ley de la mente.

El segundo pilar de este método, habla de la consciencia humana y de sus límites.

La ley de la mente nos dice...

"Cuando nuestra mente responde a nuevos estímulos, necesariamente tiene que dejar sitio a lo nuevo a costa de lo viejo".

Gracias a esta propiedad de la consciencia, la práctica del yoga o bien cualquier deporte o acción que requiera de nuestra atención nos ayudará a alejar nuestras mente de nuestras preocupaciones.

Esto es algo que podemos trasladar también a la comida. De algún modo ya te lo he ido mencionando cuando hablábamos del comer como una experiencia multisensorial. Es decir, que requiere de la puesta en marcha de muchos procesos simultáneamente: la anticipación mental, el contacto visual, el masticar, las sensaciones de los alimentos en la boca, el pensamiento subconsciente de darse un placer etc. Entendiendo esta ley, y el comer como una experiencia multisensorial, podemos comprender como algunas personas ansiosas, consiguen vencer la ansiedad enfocándose en nuevas tareas como salir con los amigos, practicar un deporte etc.

La ley del pensamiento.

Esta tercera ley, es una diferencia muy sutil respecto a la anterior, pero que nos servirá también para poder tomar consciencia de nuestro problema de ansiedad. La mayoría de las personas, pasa por alto que nuestro pensamiento no es lineal. Por el contrario el tránsito entre pensamientos se parece más a lo que ocurre cuando presenciamos un eclipse. Aunque la Luna tape la totalidad del sol, este aún nos ilumina en y nos deja sentir su presencia. De este mismo modo, a medida que nuevos pensamientos aparecen, estos van ganando fuerza a costa de los antiguos.

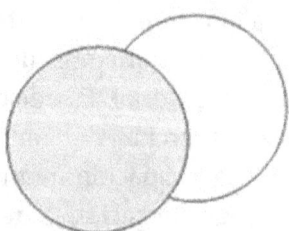

De este modo, a medida que pasa el tiempo, se suceden nuevos pensamientos, emociones y experiencias que acaban resultando en una serie de eclipses continuados uno detrás de otro.

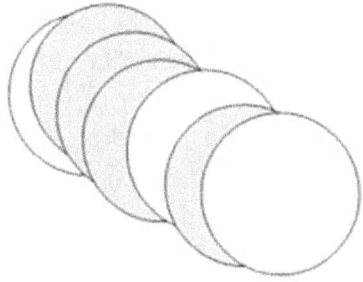

La ley del pensamiento nos dice...

"El pensamiento lejos de ser lineal, es más bien parecido a una serie de eclipses continuados donde los nuevos pensamientos van cogiendo fuerza y quitando peso a los más antiguos"

Es decir, cuanto más intensa sea la nueva tarea y más continuada en el tiempo, más fácilmente conseguiremos dejar atrás aquello que nos perturba.

Conclusiones de la Segunda Parte.

- Ley del Equilibrio. "El ser humano siempre tiende al Equilibrio, es decir nuestra predisposición natural es encontrar un Equilibrio, o bien, si ya lo tenemos o nos encontramos en él, tratar de preservarlo."

- Ley de la Mente. "Cuando nuestra mente responde a nuevos estímulos, necesariamente tiene que dejar sitio a lo nuevo a costa de lo viejo".

- Ley del Pensamiento. "El pensamiento lejos de ser lineal, es más bien parecido a una serie de eclipses continuados donde los nuevos pensamientos van cogiendo fuerza y quitando peso a los más antiguos".

El Enfoque del Problema

"No se puede desatar un nudo sin saber antes cómo está hecho"

Aristóteles

En este capítulo, retomaremos de nuevo la Ley del equilibrio, pero esta vez enfocada sobre el problema de la ansiedad y las dietas. Haremos una exploración de esta ley desde varias perspectivas para que puedas entender todas las implicaciones que tiene y como ha de cambiar la manera de ver tu ansiedad y tus propios planes de adelgazamiento. En el primer apartado, verás a través de esta ley cómo se comporta una persona en un ciclo de ansiedad de cuatro fases. A continuación, plantearemos la problemática más común para las personas negativas y las consecuencias que tiene esta actitud en su dieta tanto a nivel psicológico como biológico. Después, hablaremos un poco del momento en que las personas eligen solventar su problema de ansiedad. Para terminar, veremos las diferentes fases desde que se produce la circunstancia que produce el estrés hasta que la persona acaba en la nevera buscando un alimento que sacie su ansiedad.

La Ansiedad y las Dietas.

En este apartado te presentaré un ciclo de ansiedad, que experimenta una persona a través de cuatro fases distintas. En la primera fase, la persona ha convertido la comida en un compensador de su negatividad o depresión interior. Mientras que en la siguiente fase, esta misma persona trata de ponerse a dieta y resolver su problema de ansiedad a base de fuerza de voluntad y motivación. En la tercera fase, la fuerza de voluntad se ve golpeada por otras circunstancias que le afectan negativamente, o bien por que la persona no es capaz de cumplir los objetivos marcados. Finalmente en la cuarta fase, esta persona se ve superada por un cúmulo de problemas, o negatividades que le impiden llevar a cabo su plan de adelgazamiento.

Ten en cuenta, que aunque este no sea un dibujo exacto de tu relación con la comida, si ha de servirte para que tomes consciencia de tu relación con la ansiedad y las dietas.

Fase 1. El inicio del problema.

Si pasas a la siguiente página, encontrarás la misma balanza de la ley del Equilibrio, pero esta vez planteada sobre un problema diferente. En esta fase, nos encontramos con un caso de ansiedad por comer.

Aquí la persona cargada de negatividad decide compensar su desequilibrio interior con comida basura. En nuestro caso, hemos representando esta comida basura por hamburguesas, pero podría haber sido cualquier otra: galletas, chocolate, helado, o tu comida preferida etc.

Si nos fijamos en el lugar en el que están representados los símbolos, veremos cómo se reparten en la zona de carga positiva y negativa. En el lado izquierdo de la balanza, nos encontramos con la negatividad y la ansiedad: que se sitúan en la zona de carga negativa. Y en el lado de la derecha, los alimentos que le sirven para compensar estas emociones negativas: en nuestro caso hamburguesas.

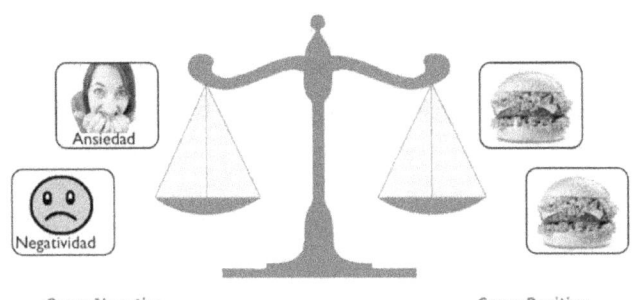

Carga Negativa   Carga Positiva

Como habrás podido observar, la persona está utilizando la comida para poder compensar su negatividad y alcanzar un equilibrio de fuerzas. Aquí, nos volvemos a encontrar con las investigaciones de Hudson y Williams de 1981, que ya te comenté en el primer capítulo. Estos investigadores, pudieron observar como las personas obesas tendían a compensar emociones negativas con fuertes atracones de comida. Algo no muy distinto a lo mostrado en el gráfico.

Fase 2. A dieta con Ansiedad.

En esta fase veremos cómo se comportaría esta persona si tuviera que hacer una dieta. De este modo, nuestra balanza de la ley del Equilibrio nos quedaría de la siguiente forma. En el lado de la izquierda, nos encontramos de nuevo con el mismo símbolo de ansiedad y negatividad, mientras que en el lado de la derecha, nos encontramos con la fuerza de voluntad y la motivación que ha podido reemplazar a los alimentos ansiosos. Además en el lado de la izquierda hemos situado el esfuerzo necesario para realizar esta dieta. Tal cual se ve en el gráfico.

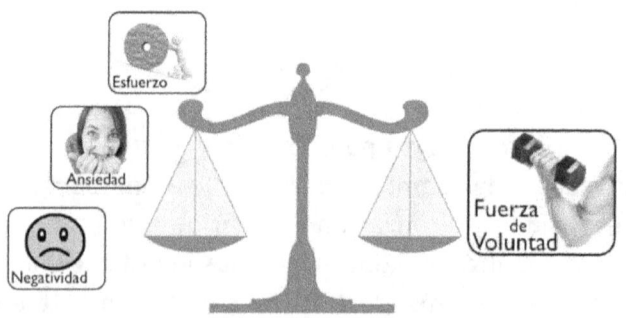

La persona tendrá que desarrollar una fuerza de voluntad al menos igual a la suma de su ansiedad, negatividad y al esfuerzo necesario para desarrollar esta dieta. Solo así, el individuo verá compensada su carga negativa.

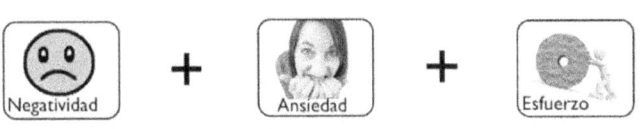

Este es al menos, el planteamiento clásico que las personas realizan cuando pretenden superar sus problemas de sobrepeso y ansiedad. Sin embargo, en este libro, me gustaría que tomaras consciencia de que al menos existen otras vías para solucionarlo. La balanza del gráfico muestra claramente dos zonas bien diferenciadas: la de carga positiva y la de carga negativa. Esto debe darnos la idea de que podemos resolver el problema desde múltiples perspectivas. Podemos actuar sobre la parte de carga positiva desarrollando nuestra fuerza voluntad, pero también podemos generar pensamientos positivos para disminuir nuestra negatividad.

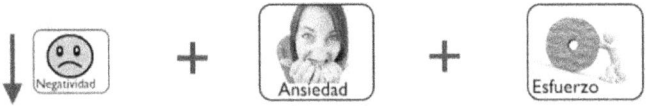

Y como la negatividad y los niveles de ansiedad están completamente relacionados, conseguiremos también disminuir la ansiedad y la fuerza de voluntad necesaria para desarrollar la dieta.

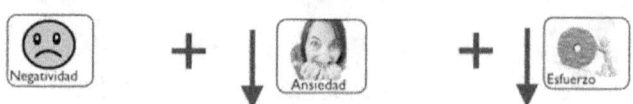

Esta es una de las cuestiones que las personas que caen en ciclos de ansiedad no se plantean. De este modo, sería bueno que pensaras en alternativas que te ayudarían a ser más positivo en esos momentos de ansiedad.

∞

Fase 3. Los objetivos no se cumplen.

Siguiendo el mismo ejemplo anterior vamos a ver una pequeña variación. La persona después de un tiempo siguiendo su plan de adelgazamiento, toma consciencia de la dificultad del plan y su confianza y motivación para realizarlo decaen.

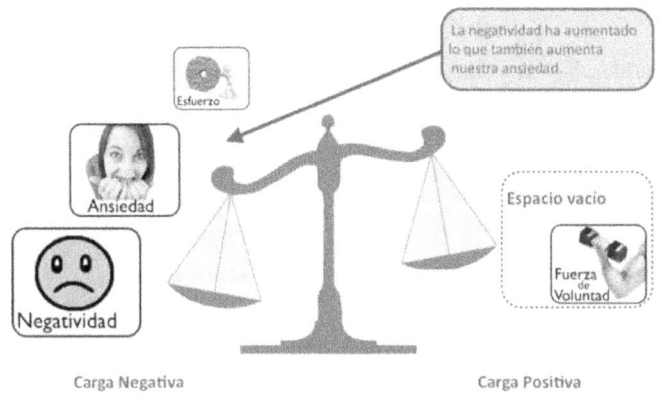

Carga Negativa   Carga Positiva

Aunque los objetivos nos pueden ayudar a focalizarnos en una tarea y mantenernos motivados, también pueden ser muy perjudiciales si no están bien planteados. De este modo, sino los cumplimos, podemos llegar a sentirnos desalentados y con falta de fuerza para seguir adelante. Si este fuera el caso, es muy probable que cayéramos en la autocomparación y el autocastigo por no cumplir el objetivo propuesto. Esto inevitablemente, acabaría incrementando nuestra negatividad y por tanto también nuestra ansiedad. Si te fijas en el gráfico y lo comparas con el de las páginas anteriores, podrás ver cómo hemos aumentando el tamaño de la negatividad y la ansiedad. Ante esta circunstancia, lo más probable es que la persona retomara sus hábitos ansiosos y acabara buscando el chocolate en la despensa. Es decir, volvería a la primera fase.

Sin embargo, otras personas intentarían desarrollar la misma pauta vista en la segunda fase.

- más fuerza de voluntad

- y esfuerzo.

Es posible que la persona consiga resolver su problema de ansiedad y adelgazamiento en este punto. Sin embargo, este tipo de reacción puede tener un límite como veremos en la siguiente fase.

Fase 4. Los planes se derrumban.

En esta fase, la persona se encontrará con una gran cantidad de problemas que pondrán a prueba su fuerza de voluntad y su motivación. Ante ciertas circunstancias, es necesario aprender nuevos recursos que nos permitan afrontar los problemas de un modo diferente. Cuando la vida nos presenta situaciones más complicadas y que para el caso de la ansiedad y las dietas terminan dificultando aún más nuestro problema. Así, una mala racha en el trabajo, un problema de pareja, una circunstancia familiar problemática... pueden dificultar nuestra situación. En muchos casos acabaremos sintiéndonos desbordados y con una sensación de pérdida de control.

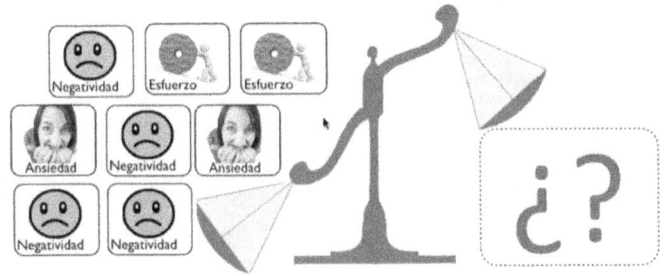

Ante una circunstancia de este tipo, la persona se verá en la completa necesidad de reequilibrar rápidamente su equilibrio perdido. En la mayoría de los casos, cuando se trate de una persona con patrones de ansiedad, acabará recurriendo de nuevo a la despensa.

Todo se complica.

Cuando comenzamos una tarea y nos marcamos un objetivo o un reto, solemos contar con la motivación inicial al principio. Sin embargo, muchas veces, las situaciones más difíciles, sobrevienen más adelante cuando se produce una caída de esa motivación inicial a la que se le suman otras dificultades con las que no contábamos al inicio del camino.

Así, por ejemplo, en el siguiente gráfico, te he representado cómo evoluciona la motivación de tres individuos a lo largo del tiempo. Todo ellos, tienen el mismo nivel de motivación inicial, pero en el momento dos algo ocurre en su entorno que les crea negatividad.

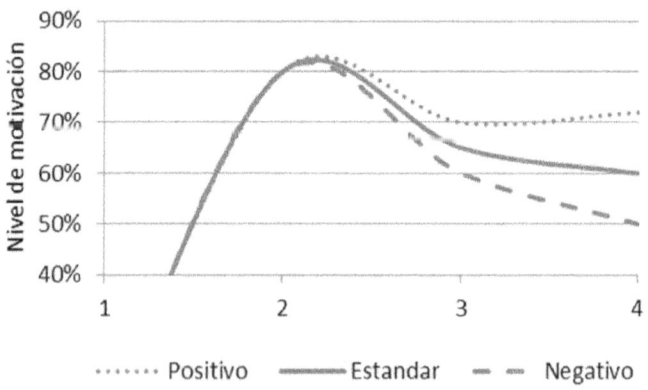

- El Individuo positivo: queda menos dañado ante el golpe. Como se puede ver en el gráfico, la línea discontinua baja menos que el resto y logra recuperarse antes.

- El Individuo estándar: también recibe el golpe pero no se recupera tan bien como lo ha hecho el individuo positivo.

- El Individuo negativo: recibe el golpe con más dureza y además, por su inclinación a la negatividad su motivación toma una tendencia descendente. Tal cual se puede ver en el gráfico (línea a rayas)

La principal consecuencia de este análisis, en la Ley del Equilibrio, es que los individuos negativos crean mayor dependencia hacia la comida.

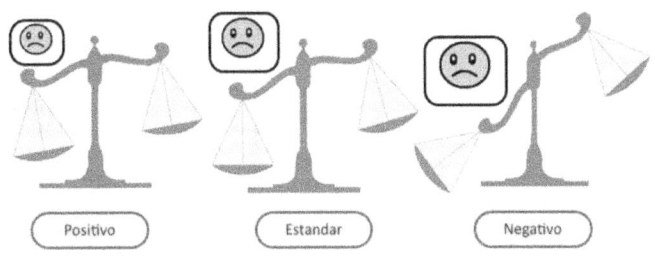

Como habrás podido observar, el peso que tiene que soportar un individuo negativo es mucho mayor que el de un individuo positivo o estándar. Por tanto, mayor negatividad, más peso y probablemente más adicción a la comida. Sin embargo, el problema que tienen que confrontar las personas negativas con ansiedad no solo tiene consecuencias psicológicas sino también biológicas. Cuando pasamos de un plan restrictivo de alimentación a un atracón de comida, nuestro metabolismo, después de este periodo de privación, incrementa la acumulación de grasa. Todo esto tiene la finalidad biológica de protegernos de futuras situaciones de escasez de alimentos. Es una reacción defensiva a nivel biológico, que nada tiene que ver con nuestra ansiedad o nuestros deseos de perder peso. Por tanto, se trata un problema extra que tendrían que confrontar aquellas personas en las fases número tres y cuatro.

Así que de algún modo podemos entender que se cumple la siguiente fórmula

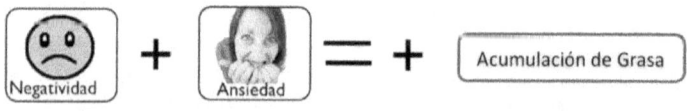

De la mente a la nevera.

En este apartado   profundizáramos en el proceso por el cual una persona con ansiedad por comer, termina yendo a la nevera después de un momento de estrés o ansiedad. En el momento que la negatividad termine convirtiéndose en   ansiedad tendrá algo parecido a lo siguiente.

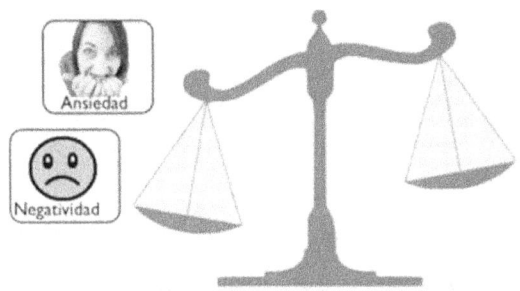

Si esta persona está preocupada por su dieta y quiere   adelgazar,   probablemente   empiece   por pelearse consigo mismo intentando evitar este tipo de pensamientos. Porque ya sabe que esto acabará en un pequeño atracón de galletas o chocolate. En muchos casos, conseguirá evitar comer, pero en otros no. Probablemente, cuanto mayor sea el peso que cargue mayor tendencia tendrá a abrir el armario de la despensa.

En estos casos, impulsivamente irá a la nevera pero consciente o inconscientemente por su cabeza ya habrán pasado aquellos alimentos que quiere. Es algo que hacemos todos, anticipamos con nuestra mente nuestras propias decisiones antes de llevarlas a cabo. Esto es algo que ya te mencioné el primer capítulo: la anticipación.

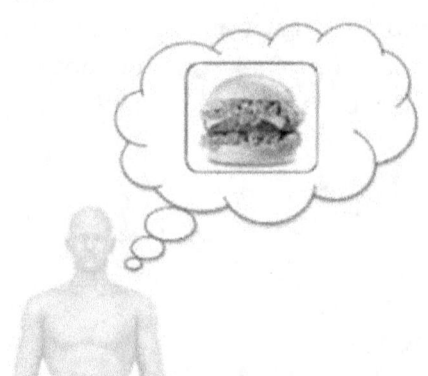

Lo que **nunca conseguiremos** hacer, es **eliminar nuestros impulsos** ni nuestra tendencia a pensar en esto. No podemos dejar de anticiparnos cuando estamos ansiosos, pero **si podemos cambiar nuestra manera de reaccionar.** Utilizar el truco de pensar en cosas positivas o mantenerse ocupado nos servirá a través de la *Ley del Pensamiento*: de modo que nuestra negatividad y ansiedad inicial acabarán perdiendo peso.

Las personas con ansiedad por comer que no logran vencer estos impulsos tan fácilmente, irremediablemente se focalizarán en aquello que les da placer: la comida.

Necesariamente una persona ansiosa por comer tiene que disfrutar comiendo, pero lo que la persona ansiosa por comer desconoce es que probablemente los ataques de ansiedad son solo la punta del iceberg. Y en realidad, se trata de una relación de dependencia con la comida, que tiene su clímax en los momentos de mayor estrés.

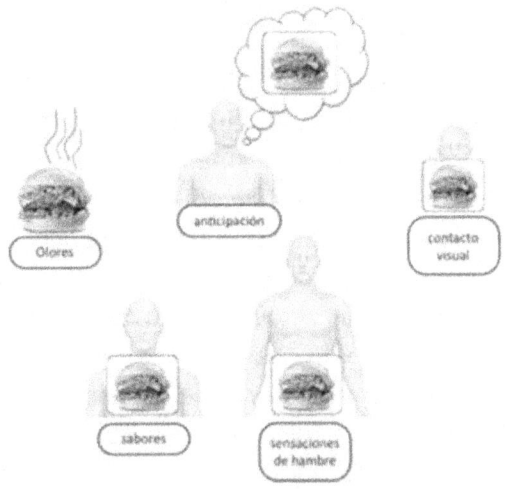

Seguramente cuando alguien te ha hablado de la deliciosa comida que comió el día anterior, tú acabaste sintiendo hambre, y pidiendo que por favor dejara de hablar de comida. Bien, ahora la pregunta es ¿Tenías hambre antes de que te contara la historia? O ¿simplemente el hecho de hablar de ella, junto con tu imaginación, desató en ti los mismos impulsos físicos que normalmente te acabarían llevando a la nevera? Piénsalo bien, si eres un dependiente de la comida podemos decir lo siguiente:

"Si eres una persona adicta a la comida, no es necesario que tengas hambre, en el momento que te la hayas imaginado, anticipado o pensando sentirás hambre y será suficiente para desatar en ti los impulsos ansiosos"

Si juntas esto con los momentos en los que tu negatividad aumenta, indudablemente acabarás buscando las galletas locamente en la despensa. Pero, ¿Por qué se hace tan difícil poder resistirse a todo esto, si antes de que te hablaran de la comida no tenías hambre? Es evidente que te gusta comer y lo más probable es que una vez que te concentres en la comida inconscientemente observes tu estómago. Es algo completamente natural, es nuestra referencia para decidir qué comer o que no comer. E insisto, tengas o no tengas hambre no importa, pero si te concentras fuertemente en la sensación de vacío de tu estómago junto con imágenes de lo que deseas y te da placer comer, acabarás directamente en la nevera.

Cuanto más vacío esté tu estómago y más negatividad tengas, más tendencia tendrás a imaginar, desear, pensar o anticipar aquello que te produzca placer comer.

Para que entiendas un poco todo esto más en profundidad, he realizado una secuencia de fases que conforman cuatro pasos fundamentales hasta llegar a desear comer. Es importante que tomes nota de esto, para que puedas confeccionar más adelante tu propio ciclo de ansiedad.

Fase 1. El desequilibrio.

Primero la persona, tiene un problema personal que le causa negatividad y ansiedad. Este efecto lo podemos ver reflejado en el siguiente gráfico, en donde nos encontramos con un sobrepeso de la zona de carga negativa.

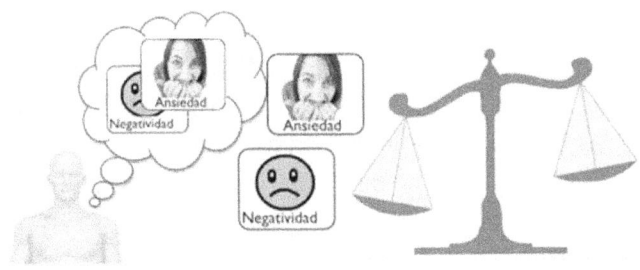

Fase 2. Anticipación y Deseo.

A continuación, la persona impulsivamente recurrirá a pensar en la comida. Fíjate que he puesto la comida en la balanza, aunque ahora no la está comiendo, porque anticipar algo placentero nos da placer mientras lo pensamos. También fíjate como los pensamientos siguen una secuencia de eclipses, es decir aún están muy recientes, y todavía aparecen en un segundo y tercer plano. Tal cual te expliqué en la *Ley del Pensamiento*.

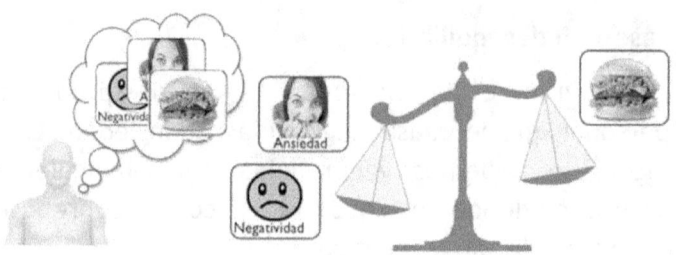

Fase 3. El chequeo.

Ahora la persona reactivará parte de sus conductas habituales e instintivamente hará un chequeo de las sensaciones de su estómago. Como puedes ver en el gráfico, se mantiene la secuencia de pensamientos hasta que aparece la sensación de vacío.

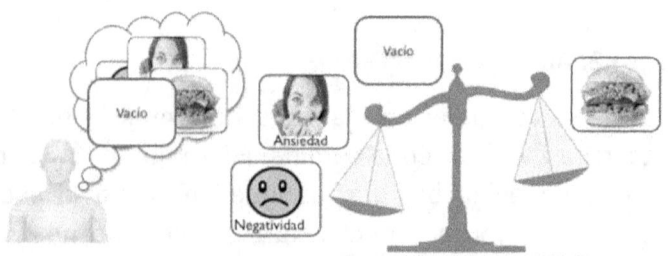

Fase 4. Se hace difícil decir que no.

Llegado a este punto, muchas personas reaccionarán tratando de evitar comer. Incluso, algunos intentarán evitar pensamientos. Pero se encontrarán con un problema múltiple:

- Por un lado, no han conseguido disminuir sus niveles de ansiedad o negatividad.

- Por otro lado, querer intentar no comer se puede traducir a nivel inconsciente como un sacrificio o esfuerzo. Y esto en definitiva, aumentará la carga negativa.

- Además, ha aparecido un tercer problema la sensación de vacío o hambre.

Por tanto la persona verá más difícil poder decir no a la comida.

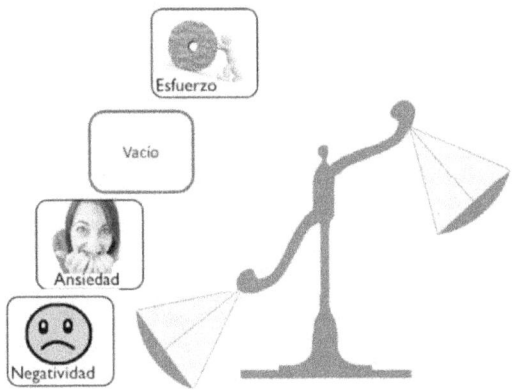

El momento equivocado.

Cuando estamos hablando del modo en que las personas enfrentan su problema de ansiedad por comer, aparece un error bastante común a todos ellas. La mayor parte de las personas, enfrentan su problema de ansiedad cuando tienen un fuerte ataque. Ya sea intentando desarrollar su fuerza de voluntad, como autosugestionarse para no comer. Pero cuando una persona tiene fuerte ansiedad lo que se produce, según la *Ley del Equilibrio,* es un aumento del peso de la zona de carga negativa. La persona que intenta solventar su problema durante un ataque, lo está haciendo en el momento de mayor dificultad. Lo que probablemente esta persona ignora es que sus hábitos ansiosos están probablemente presentes cada vez que come o tiene un alimento en la boca.

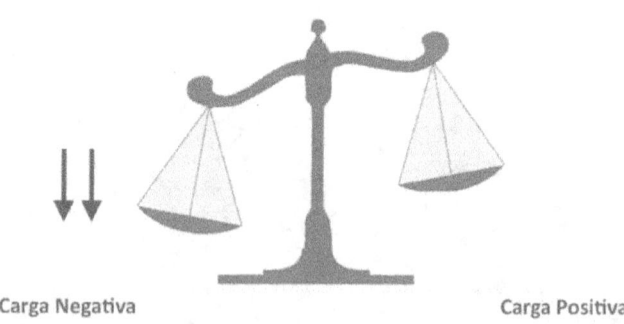

Carga Negativa   Carga Positiva

Es cierto que ciertas técnicas de distracción como dar un paseo, o bien salir con nuestros amigos nos ayudarán a solventar ciertas situaciones. Por el contrario la persona con problemas de ansiedad por comer, cae más fácilmente en la comida como único recurso contra la ansiedad. Aunque parezca irrelevante a la persona que padece de ansiedad por comer, le tiene que producir placer el comer esos alimentos cuando está ansioso. Mientras que para otras personas, comer no es tanto un placer, sino una obligación y por tanto les resulta más difícil que un acontecimiento estresante se convierta en ansiedad por comer. Si no fuera así, sería imposible que la persona pudiera compensar emociones negativas con algo que no le aporta ningún beneficio. Y por supuesto, lo que te he explicado de la *Ley del Equilibrio* no serviría para nada.

El enfoque que te daré en el método te ayudará a fortalecer tu reacción a los estímulos: la anticipación mental de los alimentos, tus sensaciones físicas de hambre como la sensación de vacío, retortijones en el estómago etc. Todo ello con un único objetivo: *"aprender a recuperar tu capacidad de decisión sobre lo que comes y evitar que la comida y tus impulsos ansiosos y/o tu negatividad decidan por ti"*.

Conclusiones de la Tercera Parte.

- Las personas negativas desarrollan ciclos de ansiedad más intensos que las que no lo son.

- Mayor negatividad implica mayor ansiedad y esto es igual a más acumulación de grasa.

- La distracción nos puede ayudar a evitar los pensamientos que nos perturban si conseguimos mantenernos ocupado por un periodo de tiempo continuado.

- En el momento que piensas, deseas o anticipas la comida ya te creas hambre sin necesidad de que verdaderamente la tengas.

- Tener el estómago vacío puede ser perjudicial para tu ansiedad. Por esto en muchos casos se recomienda hacer al menos cinco comidas sin exceder el número calorías totales diarias.

- Las personas normalmente eligen el peor momento para resolver su problema de ansiedad, que es justamente cuanto más negatividad y ansiedad tienen.

El Método

"El hombre nunca sabe de
lo que es capaz hasta que
lo intenta"

Charles Dickens

Me gustaría comenzar este capítulo, resaltando que aunque probablemente se trata de la parte más importante de este libro, no por ello sería buena idea saltarse los anteriores. Sin los conocimientos aprendidos en los capítulos anteriores no podrás entender ni aplicar lo que aquí se te propone. En este capítulo conocerás los cinco pasos que conforman mi método, todos y cada uno de ellos necesarios para poder superar tu problema de ansiedad por comer. Pero esto no quiere decir que aplicando el método consigas eliminar tu ansiedad, ya que la ansiedad es un estado mental. Dicho de otro modo, no resolverás tus problemas internos que desembocaron en tu ansiedad, tu depresión o tu negatividad. Sino que conseguirás cambiar tu manera de reaccionar ante tus impulsos, y esto es **comer menos** y **ganar autocontrol** sobre lo que comes.

Al final de este capítulo, he creado un apartado especial llamado "Aclaraciones del método", que espero te sirva para poner luz a algunas de las dudas más habituales.

Etapas del Método.

Al principio del libro, te he hablado repetidas veces del tiempo que dura el método. Pero ya es hora de que veamos más en profundidad su duración. Es importante que sepas, que los cuatro primeros días constituye el 80% del trabajo y por tanto, son la parte más importante del método. Si lo aplicas bien, en los primeros cuatro días, deberías conseguir unos resultados **muy satisfactorios.**

Fruto de mi experiencia personal, he preferido estructurar el método en dos etapas diferenciadas. Es importante que primero tomes contacto con los pasos del método y que dejes la parte más complicada para la segunda etapa, tal cual se relata a continuación.

- **La Etapa 1** que dura entre cuatro días a una semana atacará directamente a tus hábitos de alimentación mientras comes normalmente. Esta es la etapa más importante y constituye el 80% del trabajo.

  o Durante esta etapa, evitaremos tomar los alimentos que mayor ansiedad nos producen.

  o Aunque si tenemos niveles de ansiedad muy elevados haremos lo que podamos.

- Pero siempre tratando de evitar los alimentos más ansiosos-viciosos en la medida de lo posible.

• **La Etapa 2** que dura una semana atacará directamente sobre los alimentos que te causan más ansiedad. En este caso:

- Comerás aplicando el método al principio de cada comida.

- De este modo te servirá para mantener lo aprendido durante la primera etapa.

- Al mismo tiempo, haremos un esfuerzo especial sobre los alimentos que te producen más ansiedad.

Sigue la tabla de la siguiente página como referencia mientras apliques el método. Espero que te sirva de ayuda para tener claro el camino.

	Etapa 1	**Etapa 2**
Duración	4 días / 1 semana	1 semana
¿Qué comer?	- De todo pero... - Intenta evitar alimentos altamente ansiosos o viciosos como: chocolate, galletas, helados...	- De todo. - Los alimentos viciosos y ansiosos serán incorporados ahora con un trato especial.
Objetivo	Desarrollar resistencia a los impulsos ansiosos cuando estamos comiendo normalmente.	Atacar explícitamente los alimentos de mayor ansiedad como el chocolate, galletas, helados, dulces...
Aplicación:	-Sobre **_todos_** los alimentos que comemos durante el tiempo que dura la etapa (4 días)	- Sobre **_los alimentos ansiosos_** que quitamos en la etapa inicial. - Sobre todo lo que comemos en **_los primeros 4-12 bocados._**

Los cinco pasos.

A continuación, tienes los cinco pasos que conforman la parte esencial de mi método. Aunque, como te comentaba, es esencial que hayas leído atentamente los capítulos anteriores. Los dos primeros pasos, nos dirán como comer durante el tiempo que dura el método. Los siguiente, tres, cuatro y cinco, nos van a hablar de nuestro modo de relacionarnos con la ansiedad desde un punto de vista psicológico. Tal como te he ido mencionado repetidas veces, necesitas aplicar todos los pasos para que el método tenga éxito.

1	Tomar Consciencia
2	Comer en Microbocados
3	Evita los automandatos
4	Objetivos con beneficio instantáneo
5	Cambia tu reacción a los estímulos

Paso 1. Tomar Consciencia.

Como te decía al comienzo de este libro, en el capítulo *"Una experiencia multisensorial"*, no podrás resolver tu problema sin antes comprenderlo. Por esto el primer paso del método es:

"tomar consciencia de nuestra relación con la comida".

Sin embargo, después de haber leído atentamente los capítulos anteriores, espero que ya seas capaz de ver claro tu problema de ansiedad con la comida. Es muy importante que **conozcas las fases de tus ciclos de ansiedad**, y que entiendas cuál es el proceso que te lleva a ir a la nevera. El capítulo anterior, *"Enfocando el problema"* está explícitamente diseñado para esto. Además, es muy importante que te des cuenta de cuáles son al menos algunos de esos impulsos ansiosos que te llevan a comer impulsivamente. Si te fijas en el primer capítulo, *"Una experiencia multisensorial"* hemos mencionado ampliamente los impulsos ansiosos. Sino los recuerdas, o no los tienes claro, este sería el momento de retomar la lectura. Esencialmente, los impulsos ansiosos, son aquellas sensaciones físicas o simplemente ideas o pensamientos que terminan llevándote directamente a la nevera: la anticipación mental de los alimentos, la sensaciones de vacío en el estómago, los retortijones, los olores de los alimentos, el contacto visual con los alimentos, los sabores de algunos alimentos, la búsqueda de un placer inconsciente etc.

Sé que muchas personas, desesperadas por adelgazar y con ansiedad, se ven tentadas por saltarse comidas. Sin embargo, para realizar este método se te pide todo lo contrario. Huir de la comida, no es la solución, tu objetivo ahora será aprender a controlarte mientras comes.

Paso 2. Comer en Microbocados.

El segundo paso para lograr éxito en estos cuatro días iniciales, supone engullir bocados de comida de un tamaño no pequeño ni minúsculo sino micro. Sé que algunos deberán estar pensando ¡Dios mío, me voy a morir de hambre! Pero, yo no te he dicho en ningún momento que dejes de comer o, que comas menos, y decididamente ¡no te lo voy a decir nunca! Si has podido aguantar un par de días a dieta, podrás hacer esto sin problema. Es importante que tengas bien claro, que esto no supone un cambio en tu estilo de comer, sino que se trata de un cambio puntual que durará únicamente entre cuatro días y una semana. Aunque con cuatro días deberían ser suficientes.

Pero ¿por qué es importante este paso? La mayoría de las personas ansiosas, se pasan la vida evitando la comida como lo hacía yo, y escondiendo las tabletas de chocolate en lo alto de la despensa. Otros, simplemente recurren al entretenimiento, la distracción o bien a desarrollar una enorme fuerza de voluntad. Sin embargo, estas prácticas aunque útiles, demuestran muy poca fortaleza ante los estímulos ansiosos.

¿Te has dado cuenta alguna vez como el hecho de que te hablen de comida te da ganas de comer?

Piénsalo bien, ¿tenías hambre siempre que te pasaba esto? Probablemente la repuesta es que no siempre tenías hambre. Pero o bien acabaste suplicando que dejaran de hablar de comida, o al poco rato tenías la tentación de suplir tu ansiedad por cualquier alimento que produjese placer en tu boca. Es importante, que sepas que este tipo de comportamientos, te dan indicios de que tus hábitos ansiosos están presentes más a menudo de lo que tú crees. Muchas personas, relacionan la ansiedad con episodios ansiosos o bien los comúnmente llamados atracones de comida. Pero lo que la mayoría de las personas desconocen, es que mantienen una relación de dependencia con la comida y que está presente cada vez que introducimos un alimento en nuestra boca.

Mientras mantienes tu mente distraída, estas ocupando tu concentración consciente, y nublando otros pensamientos y sensaciones en tu interior tal cual vimos en la *Ley de la Mente* y la *Ley del Pensamiento*. Al comer en microbocados, lo más probable es que ofrezcas una fuerte resistencia, si es que realmente eres una persona dependiente de la comida. De este modo, todos los estímulos ansiosos que hacían que cuando alguien te hablaba de comer fueras directo a la nevera, aparecerán aquí de nuevo intensamente. Que mejor aprendizaje, que el aprender a mantenerte firme delante de los alimentos mientras comes en microbocados.

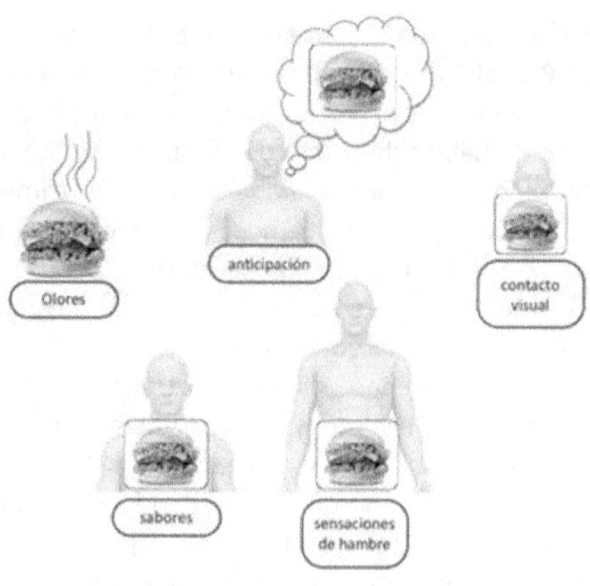

Al realizar las prácticas que te explicaré a continuación, estarás forzándote a ti mismo a pasar por periodos de ansiedad controlados. Lo que ocurrirá mientras comes en microbocados, es que reactivarás tus ganas de comer, tus deseos, sensación de vacío en el estómago, sabores, los olores de los alimentos, anticipación mental, etc. Pero no te preocupes, sino lo ves claro ahora, lo entenderás mejor cuando apliques el método. Por el momento, quédate con la siguiente idea sobre los microbocados.

Para poder superar la ansiedad, es necesario desarrollar resistencia a los estímulos ansiosos y estos pueden ser: el deseo de comer, la sensación de vacío en el estómago, los olores de la comida, el contacto visual con los alimentos, la anticipación mental, las sensaciones de hambre etc.

Antes de empezar, me gustaría que te cuestiones a ti mismo, cuanto te sientes identificado con las siguientes afirmaciones.

1. Los olores de los alimentos me incitan o me estimulan para comer.

2. La belleza o formas de los alimentos me hacen desear comerlos.

3. Ver a otras personas comiendo o ver comida me incita a comer.

4. Cuando me siento a comer y tengo comida delante, no puedo evitar comer y siento la necesidad de hacerlo.

5. Una vez que empiezo a comer, no puedo parar hasta terminar lo que tengo delante.

6. Me cuesta a veces decir no a ciertos alimentos, como el chocolate, dulces etc.

7. Si una persona me habla de comida, esto me da hambre, aún a pesar de que antes no tuviera sensación de hambre.

8. Determinadas sensaciones corporales, como la sensación de vacío en el estómago o los retortijones me dan ganas de comer.

Si te sientes identificado con algunos de estos ocho puntos, entonces, te sugiero que tengas muy en cuenta aplicar adecuadamente el segundo paso. De ser así, los microbocados deberán generar un cambio muy fuerte en tu relación con la comida.

Pero, ¿qué quiere decir microbocados? Para poder entenderlo, he creado unas referencias que te servirán de ayuda, para no tener que sacar una regla y medir el tamaño de los bocados. Discúlpame, si alguna de ellas te parecen graciosas, pero creo que es la mejor forma de no equivocarnos. En las siguientes páginas, tienes dos tablas para cada una de las etapas en las que está dividido el método. Como podrás comprobar, cada nivel está numerado del 0 hasta el 4, y cada uno de ellos va incrementando el tamaño del bocado. De modo que el nivel 0 hace referencia al tamaño más pequeño y el nivel 4 al tamaño más grande.

Las tablas, han sido desarrolladas bajo la siguiente guía: *cuanta más ansiedad tengas más pequeño habrá de ser el microbocado, y cuanto más autocontrol y menos deseo o ansiedad tengas más grande podrás hacer el bocado.* Aunque lo más recomendando es que intentes aplicar intensamente este paso durante los cuatro primeros días. Me gustaría aclarar, que aunque tengas presente esta guía, los bocados adecuados son aquellos que te provoquen tus impulsos ansiosos. Por tanto has de guiarte por ti mismo. Más adelante aclararemos esto más en profundidad.

Guía de tamaños

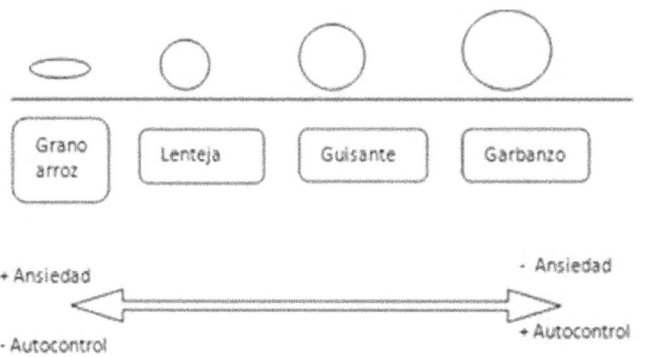

En la siguiente página podrás encontrar las tablas que te mencionaba, que te servirán de referencia en las diferentes etapas del método.

Etapa 1.

Nivel	Referencia Tamaño	Aplicación
0	Grano de Arroz	-Para alimentos de alta adicción-ansiedad (Chocolates, galletas, dulces…). Durante la Etapa1, estos alimentos no deberían estar incluidos. - También puede usar este nivel para combatir altos niveles de ansiedad. - O bien si estás muy enganchado a los dulces y no puedes dejarlos para la Etapa2.
1	Lenteja	- Primeros bocados de cada comida (1-6).
2	Guisante	- Bocados intermedios (6-20)
3	Garbanzo	- Resto de bocados

Etapa 2.

Nivel	Referencia Tamaño	Aplicación
0	Grano de Arroz	-Para alimentos de alta adicción-ansiedad (Chocolates, galletas, dulces…)
1	Lenteja	- Primeros bocados de cada comida (1-6).
2	Guisante	- Bocados intermedios (6-10)
3	Garbanzo	- Bocados (8-12)
Guíate tú mismo: Durante la etapa 2, una vez pasado los primeros bocados (4-12) de cada comida, intenta comer con tamaños de bocados y tiempos que te permitan controlar la ansiedad.		

Es importante tener en cuenta, que el Nivel 0 (grano de arroz), es únicamente para los alimentos altamente viciosos o ansiosos como: las galletas, chocolates, dulces, etc. Estos, habrás de dejarlos para la segunda etapa del método. Mientras que los niveles 1, 2 y 3 habrás de utilizarlos durante los primeros cuatro días, en todo aquello que pase por tu boca. Aunque si lo necesitas, el nivel 0 lo podrás utilizar en los momentos de ansiedad intensa.

Pero, ¿Cuál es el tamaño que debo escoger? Intenta comer con los tamaños más pequeños posibles. Especialmente en tus primeras seis comidas de tu primera etapa. En estas primeras comidas, es importante que no te centres en querer superar tu ansiedad rápidamente. Recuerda que el método dura varios días. Pero tu objetivo, no es seguir un patrón de tamaños de bocados, sino que estos te permitan enfrentarte a tus estímulos ansiosos. De este modo si lo practicas intensivamente sobre todas las comidas estarás desarrollando tu resistencia a tus estímulos ansiosos.

Pero comer en microbocados, podría ser fácilmente malinterpretado, si no fijáramos unos tiempos de masticación e intervalos entre bocados. Es decir, no tendría ningún sentido aplicar esta regla de los bocados si luego comes tres veces más rápido. De este modo, se han de respetar unos tiempos de

masticación y tiempos de intervalos entre bocados
como sigue a continuación.

	Tiempo Mínimo	Tiempo Máximo
Tiempo de masticación	12 segundos	40 segundos
Intervalo entre bocados	2 segundos	10 segundos

Ahora bien ¿Cómo aplicar todo esto? ¿Cuál es la velocidad o tiempo de masticación correcto? ¿Cómo se cuál es el tamaño que debo aplicar? Lo primero que has de tener claro, es que en los primeros cuatro días tu objetivo es diferente al de la Etapa 2. Durante la Etapa 1 tienes que aplicar los microbocados siempre que empieces a comer y por un periodo prolongado hasta que demuestres signos de resistencia. Sino ofreces resistencia, entonces es porque tienes que reducir los tamaños y ampliar tiempos de masticación e intervalos entre bocados. Una vez que aparece tu resistencia a aplicar estas pautas, has de mantenerte firme hasta que sientas que te hayas rendido y ya no sientes ganas de acelerar. Cuando tengas superada esta resistencia puedes aflojar las pautas: aumentando tamaños y reduciendo tiempos de masticación. Pero idealmente siempre dentro de los límites marcados. De todos modos, en las primeros seis a ocho comidas, es bueno que no te desesperes por intentar superar tu problema de ansiedad. Recuerda que el método dura varios días.

En la Etapa 2, tu objetivo será atacar a los alimentos más ansiosos. Aplica el método al principio de cada comida, en los primeros bocados. Una vez pases los primeros bocados, podrás comer más libremente. Sólo ten en cuenta que se trata de una reeducación de tus hábitos alimenticios. Con los alimentos altamente ansiosos, tienes que incrementar la dureza hasta llegar al nivel más minúsculo posible (Nivel 0 - grano de arroz). Al mismo tiempo, has de aumentar los tiempos de masticación e intervalo entre bocados a los niveles más altos.

Si en las primeras seis u ocho comidas encuentras que todavía no has desarrollado suficientemente tu resistencia, entonces continua así. Pero si notas que una vez pasado estas seis u ocho comidas iniciales, has ganado suficiente autocontrol, entonces puedes valorar terminar algunas de las comidas de esta primera etapa más libremente. Por el contrario, si notas todavía una fuerte resistencia, entonces continúa con las guías de tamaños y tiempos indicados. Por el contrario, si lo consideras necesario prolonga la Etapa 1 hasta una semana. Es decir, tú mismo has de encontrar la medida que te parezca suficiente.

En mi caso, a lo largo de los cuatro días iniciales, me encontré con comidas en las cuáles no tenía lo mismos niveles de ansiedad. Y esto es lo que probablemente te pasará a ti. Cuanta más ansiedad tengas, menos soportarás aplicar este paso y seguramente sin darte cuenta te verás a ti mismo dando acelerones. Ante esta circunstancia, no te asustes, ni los veas negativamente, todo lo contrario, eso quiere decir que el método funciona. Simplemente, vuelve a los patrones que te habías fijado aplicando los tamaños de bocados, tiempos de masticación e intervalo de bocados que te habías marcado. Mi recomendación es que te concentres en la idea de que no te vas a quedar sin comer. A medida que pasen los días, te darás cuenta de que aplicando bien los tiempos y los tamaños conseguirás ir disminuyendo la ansiedad.

Ten en cuenta que hay personas para las que el comer es una obligación, y no han desarrollado una dependencia de la comida. Si por el contrario, muestras rechazo ante la idea de practicar este paso, es porque sabes que esto te molestaría, por tanto, este método si sería efectivo para ti.

∞

Me gustaría aclarar, que esta teoría de los microbocados tiene una base científica. A lo largo del año 2012 se realizaron diversas pruebas clínicas en este ámbito. Dichos estudios, demostraron como el hecho de reducir la velocidad en que comemos, tiene repercusión sobre nuestra tentación de comer alimentos azucarados a lo largo del día. El más conocido, quizás haya sido el realizado en la Universidad de Birmingham, al que el diario ABC dio una nota de prensa en el 2012. El estudio se realizó con unos cuarenta estudiantes. A la mitad de ellos, se les pidió que comieran normalmente y a la otra mitad se les pidió que masticaran cada bocado durante treinta segundos. Una vez pasadas dos horas se les ofrecieron a todos ellos chocolates y dulces. Aquellos estudiantes, que masticaron prolongadamente durante treinta segundos, comieron muchos menos chocolates y dulces que aquellos que comieron sin ninguna pauta específica. Por supuesto, estos estudios, se realizaron puntualmente para controlar la propensión a picotear o comer dulces y no como parte de un método para reducir la ansiedad por comer. Pero son una muy buena referencia para los microbocados

.

Paso 3. Evita los automandatos.

El tercer paso, es el primero de los pasos que nos va a hablar del modo en que nos relacionamos con nosotros mismos. La mayor parte de la gente cuando alguien le cuenta que tiene ansiedad por comer, suelen responder ¡aguanta, tienes que aguantar más! , ¡Sigue intentándolo más! Sin embargo, espero que en este momento ya tengas claro que muchas veces es contraproducente. Lo que la mayoría de la gente no se sabe, es que las personas que sufren ansiedad están cargados de energía negativa ¿recuerdas lo que te expliqué de la ley del equilibrio?

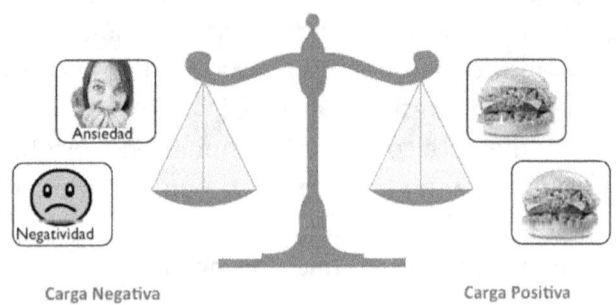

Carga Negativa   Carga Positiva

Me gustaría que tengamos claro, que este tipo de pensamientos ¡aguanta, tienes que aguantar más!, ¡Sigue intentándolo más! -están muy bien, cuando creemos en nuestra capacidad de realizar una tarea. Sin embargo, cuando no es así, esto se traduce en un aumento de la presión y en definitiva más negatividad.

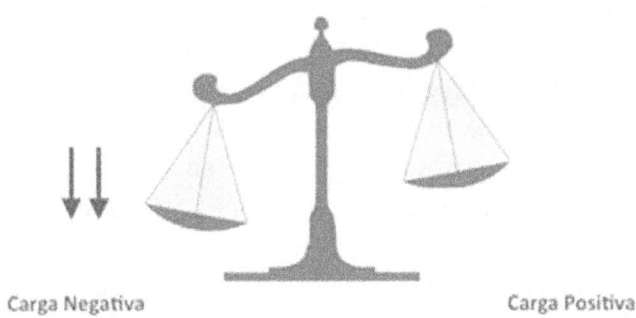

Carga Negativa   Carga Positiva

Hemos de comprender que el mandato, en nuestro subconsciente, juega un papel muy similar a cualquier otro pensamiento negativo. Un buen ejercicio para entender esto, es ver que el mandato no te está diciendo lo fantástico que eres, ni tampoco te está diciendo lo bueno que eres. En realidad, está escondiendo un pensamiento o idea contraria, *"sino lo haces eres o serás algo malo/negativo"*.

¿Qué ocurre cuando tratamos a una persona ansiosa por comer a través de los mandatos? Pues bien, si cree en su capacidad para no comer, no será un problema y puede ser positivo. Mientras que si está cargada de negatividad y duda sobre sus capacidades, estaremos incrementando su negatividad y por tanto inclinando más el peso de la balanza hacia la carga negativa.

Es bueno por tanto que en este caso entendamos el mandato en su conjunto, no solo por lo que nos transmite, sino también por lo que esconde. Otras de las características del mandato es que condiciona tu bienestar a que cumplas una tarea o hagas las cosas de un modo en concreto. Para muchas personas, esto no hará más que aumentar la presión y la ansiedad.

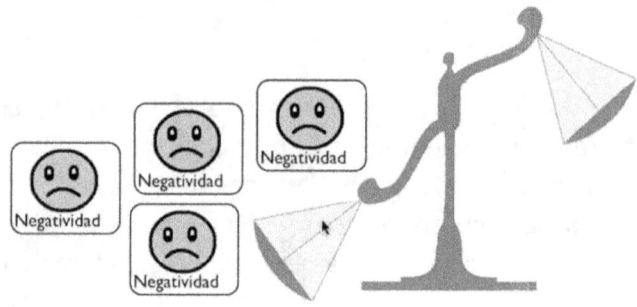

∽

Paso 4. Objetivos con beneficio instantáneo.

El tercer paso del método, nos habla de cambiar el modo en que nos fijamos los objetivos. Me estoy refiriendo, a aquellos objetivos que tienen que ver con la pérdida de peso y con la ansiedad por comer.

Si detectas que tienes negatividad, es bueno que empieces a tratar de pensar en los aspectos positivos que tiene no comer en ese momento. Como te explicaba al principio, no podrás evitar tus impulsos y evitar pensar en la comida, pero si puedes cambiar tu reacción ante los impulsos ansiosos.

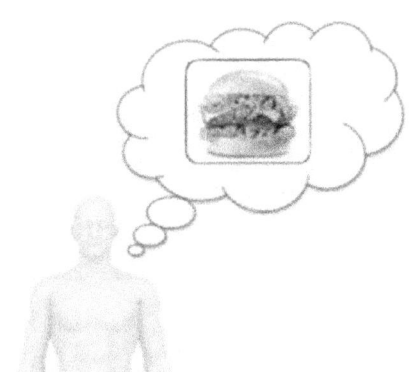

Pero no me refiero a que lo hagas desde el pensamiento de *"si hago…. entonces conseguiré…"*.

Hemos de dejar de lado cualquier perspectiva que condicione nuestro bienestar al cumplimiento de un objetivo.

La mejor manera es basarse en un objetivo completamente actual o basado en el presente. Es decir, un objetivo que se esté cumpliendo aquí y ahora y no en el futuro. Algo parecido a lo siguiente:

"En este momento, me estoy cuidando y estoy adelgazando que es bueno para mí salud o bien me estoy ayudando a adelgazar y sentirme mejor conmigo mismo."

Solo el hecho de traer tu objetivo del futuro al presente, convertirá este instante en un momento más liviano y por tanto te ayudará a disminuir tu ansiedad.

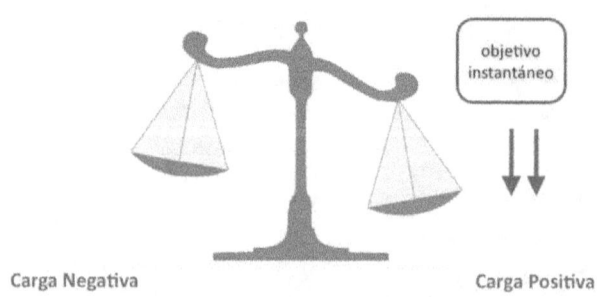

Carga Negativa   Carga Positiva

Ahora te voy a pedir que hagas el siguiente ejercicio:

- Determina claramente que es lo quieres.

- Trata de reescribirlo en modo presente, es decir, un objetivo que esté basado en un beneficio instantáneo.

- Intenta que este objetivo de valor a aquello que estés haciendo en este instante.

- También recuerda evitar los modos condicionales *"si hago.... entonces conseguiré..."*

Reescribe aquí y ahora tu objetivo instantáneo.

_____

_____

_____

Una vez que ya tienes tu objetivo reescrito en modo presente instantáneo, puedes acompañarlo equilibradamente con objetivos de futuro como ayuda durante la aplicación del método. Pero recuerda, que cuando tienes ansiedad, una visión de tu objetivo más positiva y que valorice tu momento presente, te está dando valor a ti mismo y te está ayudando a aliviar tu negatividad. Por tanto, dar valor al momento presente es un parte fundamental para disminuir tu ansiedad.

Paso 5. Cambia tu reacción a los estímulos.

El quinto paso que deberás aplicar en estos cuatro días es reprogramar tu relación con tus estímulos ansiosos. Si somos capaces de ver que tienen de positivo estos estímulos ansiosos, entonces seremos capaces de darle la vuelta a la situación. Podría ser parecido a lo siguiente.

"Justamente en el momento que tengo estos dolores, sensación de vacío etc. son positivos por qué es lo mismo que hacer deporte."

Son positivos, porque si no comes, conseguirás ahorrarte una importante ingesta de calorías. Ten en cuenta que cuatro galletas pueden tener la energía que consumes en veinte minutos corriendo. Lo primero, fíjate que lo he escrito en modo objetivo instantáneo y en modo presente, no hay nada futuro ni condicional. Además, hemos transformado una experiencia negativa en una experiencia positiva en el presente. Aquello que en tu mente te llevaba directamente a la nevera se convierte ahora en tu aliado para lograr lo que quieres. De esta manera, estos impulsos ya no son tanto una causa para comer sino una justificación que nos ayudan a cumplir nuestro objetivo de salud física o adelgazamiento. Algo muy diferente a un diálogo de auto mandatos -

¡No comas!, ¡Mierda!, ¡Si como voy a engordar! Ninguno de estos planteamientos te estaba ayudando a disminuir tu ansiedad.

Si comienzas primero fortaleciendo tu resistencia a los estímulos ansiosos aplicando los microbocados, y finalmente terminas por decir y repetir varias veces tu objetivo instantáneo, conseguirás sin duda disminuir la carga negativa en la balanza. De este modo, te costará mucho menos esfuerzo cumplir tu objetivo. Pero si además, logras ver el aspecto positivo que tienen tus estímulos ansiosos, entonces generarás un escudo interno que poco a poco se irá solidificando en tu interior. De este modo, habrás cambiado por completo tu relación con la ansiedad. Podría ser algo parecido a lo siguiente:

"En este momento, que estoy sintiendo estos dolores, sensación de vacío... me estoy cuidando y estoy adelgazando que es bueno para mi salud o me estoy ayudando a adelgazar y sentirme mejor conmigo mismo."

La diferencia, entre esto y el clásico planteamiento de mandatos, es que este último no te dice que lo que hagas sea positivo, ni tampoco dice que seas bueno. De hecho, solo te dice que has de esforzarte y que tendrás tu recompensa en el futuro.

Ahora que ya tienes claro esto, es bueno que comiences a reescribir tu relación con los estímulos siguiendo estos sencillos pasos.

- Determina que es aquello que te está molestando físicamente y cuáles son los impulsos físicos que hacen saltar el proceso ansioso por comer.

- Dale un nuevo valor a este impulso físico y sigue un patrón parecido a los ejemplos que te comenté anteriormente. Te los reescribo aquí de nuevo:

  - Me estoy cuidando ahora, estoy sintiendo malestar, pero *estoy adelgazando* y por tanto eso me hace sentir bien.

  - Me estoy cuidando ahora, estoy sintiendo dolor, pero estoy cuidando *mi salud* y por tanto eso me hace sentir bien.

  - Si lo consideras, también puedes combinar ambos conjuntamente.

Reescribe aquí y ahora tu objetivo instantáneo incluyendo tus estímulos ansiosos.

_____

_____

_____

Poniendo en práctica el método.

Ahora que ya conoces los cinco pasos, sería bueno que no cayeras en el error de querer implementarlo todo desde la primera comida. Por esto, antes de comenzar a poner en práctica el método, es fundamental determinar cuál es el mejor momento para empezar. Yo te recomiendo lo siguiente.

- Elige el momento del día de menor ansiedad.

- Que no hayan pasado más de tres horas desde la última comida.

Es crucial empezar el método en un escenario que te resulte sencillo. Intentar aplicarlo cuando tienes ansiedad, te resultaría mucho más complejo y difícil.

Por otro lado, tienes que entender que si tienes ansiedad y te pones muchas tareas de golpe, estarás poniéndote piedras en tu propio camino. En tu primer día del método, solo será necesario que te concentres en aplicar los dos primeros pasos: *tomar consciencia* y los *microbocados*. Estos dos pasos, han de estar totalmente presentes durante los cuatro días iniciales y en todo aquello que pase por tu boca. Y lo repito bien claro, en todo lo que pase por tu boca. Si quieres, en tu tercera comida del día o bien al día siguiente por la mañana comienza por aplicar el tercer y cuarto paso. Presta especial atención a tu diálogo interno tal cual te he explicado anteriormente. Cuando estés comiendo con microbocados es normal que intentes acelerar. No pasa nada, pero recuerda que no te vas a morir de hambre. Estás aprendiendo a generar resistencia a los estímulos así que estate tranquilo no será para siempre. Cuando te pase esto, tú simplemente vuelve a encauzar los tamaños de bocados adecuados y los tiempos adecuados. En segundo lugar, después de que hayas comido durante un rato, es lógico que tengas retortijones en el estómago. Tu reacción más común sería tratar de evitar esta sensación comiendo. En este caso, has de mantenerte firme y continuar hasta que sientes que puedas decidir sin ser presa este estímulo. Pasado un rato, si aún sigues teniendo estas sensaciones, es necesario que apliques los pasos tres, cuatro y cinco que te servirán como un escudo para que refuerces tu resistencia a estos estímulos. También es importante que mientras estés pasando por estos momentos de incomodidad intentes respirar y expirar profundamente, es una manera natural de expulsar esa ansiedad y liberar esa tensión que tenías acumulada.

Aclaraciones del método.

A lo largo de las siguientes preguntas, vamos a profundizar un poco más en la parte práctica del método. De todos modos si necesitas más aclaraciones al respecto te recomiendo que acudas a www.comerconasiedad.com e intentaré ayudarte en la medida de lo posible.

¿Cuál es el momento ideal para empezar?

Tienes que empezar en el momento del día en el que tengas menos ansiedad, porque te será mucho más fácil aplicarlo. Piensa en alguien que ha decidido ponerse en forma. Seguramente el primer día no aguante cuarenta minutos de bicicleta, pero si puede empezar con quince.

Ahora me gustaría que marcases con una X aquellos momentos donde más ansiedad tienes. Y que tengas claro que no son el mejor momento para empezar el método. Luego no digas que no te he avisado.

Mañana	12:00	Comida	18:00	Cena

No solo es un error resolver la ansiedad cuando más ansioso te sientes, sino que además nos creará más negatividad sino somos capaces de desarrollar el método. De esta manera, la próxima vez que nos enfrentemos al problema nos encontraremos más desalentados y no creeremos tanto en nuestras capacidades.

Otra de las razones por las que es importante elegir bien el momento es porque también necesitas ser consciente de las reacciones de tu cuerpo. Por esto en el primer capítulo te hable del comer como una **experiencia multisensorial**. Pero, ¿qué tiene que ver elegir un momento ansioso con ser consciente de mi cuerpo? Bueno, piensa en dos personas que entran por la noche en una discoteca llena de gente. Una de ellas, entra con mucha prisa porque está bastante alterada y distraída. Mientras que la otra persona entra tranquilamente a disfrutar de la noche. Si al día siguiente, les preguntas a estas dos personas como fue la noche, probablemente la que entró tranquilamente podrá hacerte una descripción más detallada de la música que tocaban o de las personas que se encontró. Mientras, que a la otra persona le costará recordar; sencillamente porque parte de si no estaba en ese lugar. Así que para tengas buenos resultados tienes que elegir un momento de poca ansiedad.

¡Estoy desesperado! No me veo capaz de hacer esto, ni siquiera soy capaz de parar de comer más de treinta minutos ¿qué hago?

Sé que hay personas que se pueden encontrar con niveles extremos de ansiedad y apenas control sobre sus hábitos alimenticios. Hay casos en los que la persona no puede dejar de comer ni siquiera cada media hora. En casos de este tipo, lo mejor es determinar los momentos de baja ansiedad y empezar a practicar por ahí. Esto es solo adecuado para personas que no son capaces ni siquiera de intentar una dieta ni pasar sin comer por más de media hora. No es una recomendación a seguir para personas que simplemente tienen ataques de ansiedad periódicos.

Sé que debo evitar los alimentos ansiosos, pero aparte de eso ¿Qué puedo o no puedo comer?

En principio, sería bueno que si estás en un plan de adelgazamiento y lo llevas adecuadamente, pero tienes de vez en cuando ataques de ansiedad, apliques el método siguiendo tu plan sin hacer ninguna variación. Pero igualmente, tendrás que aplicar la segunda etapa del método con los alimentos ansiosos. Si has logrado desarrollar las habilidades necesarias en la primera etapa, aplica la segunda etapa del método con por ejemplo chocolate negro. Marca unas cantidades aceptables y aplica adecuadamente los cinco pasos del método

Si por otro lado has intentado varias dietas o acabas de dejar una, etc. Te recomendaría que comieses equilibradamente durante estos cuatro días iniciales, incluyendo todo tipo de alimentos y evitando en la medida de lo posible los alimentos ansiosos como el chocolate o dulces, tal cual te he explicado en las etapas del método.

¿Si tengo adición a unos determinados alimentos debo evitarlos?

La respuesta es sí, si eres capaz. Es mejor que en la medida de lo posible dejes estos alimentos que te producen fuerte ansiedad para la Etapa 2 tal se explica en el apartado las *"Etapas del Método"*.

¿Qué hago con los alimentos que me causan más adición como el chocolate?

No se trata de hacer nada especial que no sepas. Pero si aplicar el método a consciencia, microbocados lo más pequeño que puedas (Nivel 0 grano de arroz), nunca acelerar el ritmo y prolongar los tiempos de masticación e intervalos entre bocados todo lo posible. Todo ello hasta sentir que la ansiedad se ha disipado suficientemente. Tú mismo te darás cuenta de cuando tienes el control.

La razón por la que recomiendo apartar estos alimentos que te causan especial ansiedad es porque son la parte más difícil: son nuestro mayor desafío. Antes de empezar por el pico más alto de la montaña es necesario coger confianza con objetivos más fáciles. Si hicieras lo contrario y no consigues aplicar el método, tu autoestima y confianza personal se verán seguramente dañadas.

El Nivel 0 de los microbocados ha sido especialmente seleccionado para los alimentos sólidos más potentes como el chocolate, dulces etc. Con los sólidos te será sencillo realizarlo simplemente intenta morder lo más pequeño que puedas. Puede que al principio no te salga bien, pero intenta practicarlo y saborea enormemente estos bocados. Recuerda que con estos alimentos tendrás que hacer un esfuerzo especial, pero con paciencia conseguirás tu objetivo.

¿Qué pasaría si me saltase una comida durante la aplicación del método?

Si te saltaras una comida, estarías perdiendo la oportunidad de reeducar tu relación con tus estímulos. Por eso nunca te voy a decir que no comas; de hecho tienes que comer aplicando los cinco pasos.

¿Puedo aplicar el método solo cuando tenga ansiedad? Así me resulta más cómodo.

La respuesta es rotundamente NO. No puedes, porque en esos momentos en que tienes ansiedad descontrolada, estás fuera de control.

Fíjate bien en el siguiente gráfico, cuando estás en la parte alta del gráfico te será muy difícil poder realizarlo.

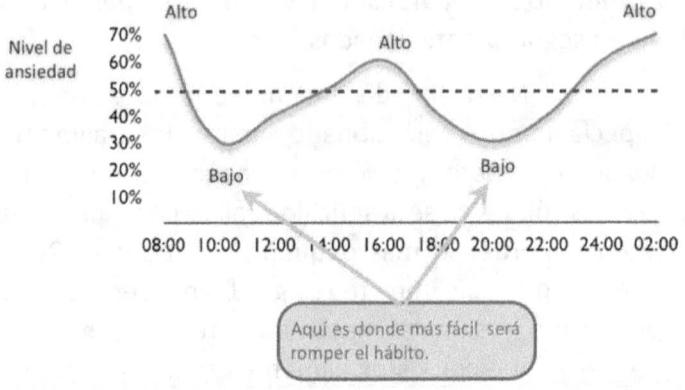

Durante esos cuatro días, no en todas las comidas tendrás ansiedad y no en todas tendrás el mismo nivel. Cuando tu ansiedad esté más baja, es el momento perfecto para aplicar el método: ganarás seguridad en ti mismo y aprenderás a desarrollar resistencia a tus impulsos sin tantas dificultades. Así la próxima vez que te de un ataque, podrás enfrentar la situación en mejores condiciones.

Conclusiones del Método.

Estos son algunos de los puntos más importantes que hemos tratado a lo largo de este capítulo.

Comer en microbocados.

- Comer en microbocados supone engullir bocados de comida de un tamaño no pequeño ni minúsculo sino micro. Se han definido los siguientes niveles, cada uno de los cuáles hace mención al tamaño del bocado.

  o NIVEL 0.Grano de Arroz. (exclusivo para los alimentos más ansiosos)

  o NIVEL 2.Lenteja

  o NIVEL 3.Guisante.

  o NIVEL 4. Garbanzo

- IMPORTANTE: Esto no supone un cambio en tu estilo de comer, sino que solamente se trata de un cambio puntual.

Tiempo de masticación:

- De entre 20 a 40 segundos.

Intervalo entre bocados.

- De entre 2 a 10 segundos.

PAUTA: cuanto mayor sea la ansiedad más pequeño se tiene que hacer el bocado, y dedicar mayor tiempo en la masticación y en los intervalos.

Evita los automandatos

- No auto culparse y evitar un diálogo basado en auto mandatos. Es común que las personas con ansiedad por comer caigan en un diálogo de auto mandatos donde por ejemplo empiezan a decirse ¡No, no lo hagas!, ¡relájate, tienes que calmarte!

- Toma consciencia de cómo los automandatos condicionan tu bienestar al cumplimiento de una tarea y/o objetivo.

- No te están valorizando a ti, sino que tu valor personal depende del logro.

Objetivos con beneficio instantáneo.

- Trae el beneficio del futuro al presente. Conseguirás aligerar tu carga y te sentirás mejor y más relajado.

- En cuanto a los objetivos a largo plazo, si te planteas objetivos que puedes realizar, será positivo para ti. Mientras que en caso contrario acabarás incrementando tu ansiedad.

Cambia tu reacción a los estímulos

- Es necesario cambiar tu relación con tus estímulos ansiosos. Estos estímulos son la sensación de vacío en el estómago, el deseo de comer en sí, retortijones, anticipación mental etc.

- Es importante que primero puedas identificar cuáles son los que te hacen comer.

- A continuación trata de darles valor e incorporarlos en tu objetivo estético o de salud.

Otros recursos

- Bebe agua en grandes cantidades, al menos 2,5 litros de agua al día. Las grasas son depuradas por el hígado, un flujo continuo de agua, permitirá a tu hígado trabajar adecuadamente.

- Sigue una dieta variada, esto evitará que el cuerpo se habitué a procesar siempre los mismos alimentos y dificultará de algún modo el almacenamiento de grasas. Si siempre comes lo mismo tu estómago lo tendrá muy fácil para sacar la máxima energía de los alimentos y por tanto acabará fácilmente en tu cintura.

- La cena es la comida que más engorda y la que más adelgaza si la hacemos adecuadamente. Cena poco, evitará que acumules grasas durante la noche.

- No tomes ningún hidrato de carbono durante la cena. Por la noche las hormonas de crecimiento se reactivan hasta los 40 años y consumen una gran cantidad de calorías. Si tomamos hidratos su acción quedará bloqueada.

- Controla los alimentos que tomas. Internet está lleno de herramientas de control de calorías. Para móviles, quizás la mejor sea Fatsecret. Esta aplicación lee códigos de barras de los productos, de modo que extrae la información nutricional y te ahorrará mucho tiempo y esfuerzo. También tiene una página web donde podrás registrar todo lo que comes.

- Cómprate una báscula para pesar lo que comes de este modo tendrás un conocimiento exacto de las calorías, grasas y azúcares que ingieres.

- Es importante tener una idea de las tendencias. No solo de los valores nutricionales por cada 100grs, pregúntate ¿de este alimento cuánto tiendo a comer? Una sandía aunque te la comas entera, apenas te aporta calorías. Mientras que una galleta de chocolate puede llegar a tener tantas calorías como un filete.

- Créate una tabla de alimentos a los que recurrir en caso de emergencia o ansiedad, si sabes las tendencias de lo que comes y conoces la composición nutricional conseguirás evitar unas cuantas calorías de más.

- Algunos alimentos ayudan a la quema de grasas: Alcachofas, coliflor, brécol, coles, etc.

- Evitar los alimentos que fácilmente incrementan tus niveles de glucosa. Los más importantes son los azucarados y la bollería industrial. La bollería industrial utiliza algunos tipos de granos refinados y grasas que son muy fácilmente transformados en tejido graso por tu cuerpo.

- Los alimentos integrales, es decir tal cual salen de la naturaleza son más difíciles de transformar en grasa y por tanto nos ayudan a mantenernos en línea. Todo lo contrario de los productos refinados como el azúcar blanco, las harinas refinadas o el arroz blanco. Estos productos han pasado por varios procesos de depuración en la industria y son más sencillos de transformar en energía por tu estómago. Cuantos más excesos de energía tengas más acumulación de grasa tendrás.

Otros recursos para controlar la ansiedad.

Aunque espero que mi método te ayude a controlar la ansiedad en su mayor parte, no está mal combinarlo con otros recursos. Así tendremos más herramientas que nos ayuden momentáneamente a pasar una pequeña época o momento de ansiedad.

- Algunas teorías apuestan por comer algunos tipos de alimentos cuando estas ansioso. Por ejemplo frutas y verduras frescas.

- Algunas personas toman por ejemplo una manzana cuando no pueden controlar la ansiedad. Algunos estudios lo consideran un alimento cero calorías ya que se consumen las mismas calorías al procesarlo en el estómago que las que nos aporta. Así que también te ayudaría tu plan de adelgazamiento.

- Beber agua también ayuda. Empezar las comidas con un vaso de agua aumentará tu sensación de estar lleno.

- Recuerda lo que te comenté de los pensamientos positivos. Son la mejor píldora contra la ansiedad.

Si te ha parecido interesante este libro, y lo has considerado de ayuda en tu problema de ansiedad, te animo a que lo compartas con tus amigos o bien a través de tus redes sociales.

Puedes hacerlo haciendo un "Me gusta" a mi página de Facebook.

O bien simplemente haciendo un comentario en mi página web www.comerconansiedad.com